海外館藏中醫古籍珍善本輯存（第一編）

第三十七册

劉金柱　羅　彬　主編

和蘭醫方纂要（二）

癰疽神秘驗方

廣陵書社

醫方類

和蘭醫方纂要（二）

卷三—四

〔日〕江馬元弘 譯

好蘭堂藏板 文化十四年刻本

和蘭醫方纂要三之上

病門目次

カンフル　コードスワール
カロメル
ゾ数
ヨツセニガル　石鹸　大黄
ヌの
ハレリヤナ　久瑞根　茴香
白檀　苍茯
芍根　蒲公英

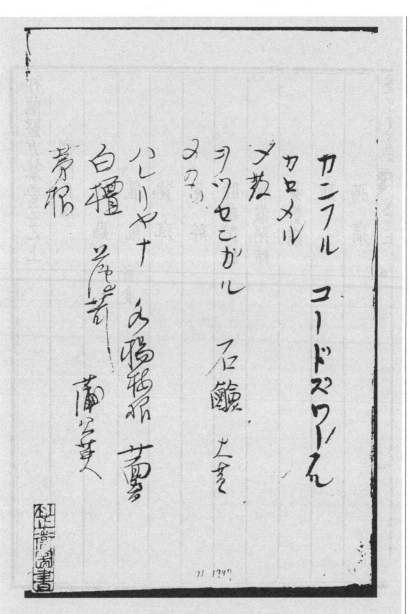

和蘭醫方纂要三之上

病門目次

腸癰

腸間膜閉病

鼓脹

水腫

泄瀉

赤痢 下血

和蘭醫方纂要三之上

美濃　大垣　春齡菴江馬元弘　譯

蚘蟲

夫蚘之為證也面色灰白眼胞青白鼻痒衂血口唇青色氣息惡臭惡心嘔吐胃痛腹痛腹肚緊滿惡聞食臭或時飢貪食大便或下或秘腑中驚痛又有全身發瘡疹者又有兼眩暈昏冒搐搦癇病者又有發寒熱往來身體膨脹或瘦削乾咳咬牙吃逆者蓋圓蟲者巢居于胃中及薄腸焉扁蟲者居于腸中焉細

蟲者居于直腸及肛之裏面焉

蚘證小兒尤多患之壯年之人必患之又不辨男婦粘液過多

或閑坐安逸之人多患之

頭痛連綿不止貪食者腸中生蚘之候也

生扁蟲則多易發惡液病消削病水腫病

直腸肛門發瘙痒者直腸生蚘之候也

小兒小便白濁如乳汁者蚘蟲滋生之徵也

蚘之大有自一尺至四五尺者又有自一丈至二丈三丈者

殺蚘蟲治腹肚堅滿

野菊花　三錢　大黃一錢

右水煎一二沸濾過飲服

又方

海人草一錢　甘索筆栗麻篤（ツピリマアト）一分

右爲散白湯點服

又方

牽牛子一錢　甘索筆栗麻篤（ツピリマアト）一分

右爲散白湯點服

又方

鬼茉莉根一錢　辰砂五分

右爲散白湯點服

又方

海人草一錢　珊瑚三分三厘

又方

青蒿子七分　白筆烈失筆踏亞篤一分七厘

右爲散糊丸每服一丸

又方

青蒿子三分　甘索筆栗麻篤一分

右爲散糊丸每服一丸

又方

鐵粉三錢　青蒿子一錢

右爲散每服七分以葡萄酒送下

又方

大黄一錢　牽牛子五分　甘索筆栗麻篤四厘

右爲散和薔薇花舍利別白湯送下

又方

丁香 十六錢　燒酒 百三十六錢

右件入硝子壺內浸置一夜濾過去滓飲服

又方

大黃 八錢　蘆薈 六錢　草豆蔻 四錢

燒酒 二百錢

右入壺內浸置去滓飲下

又方

蘆薈　沒藥　茵蔯鹽 各一錢

右爲散以薄荷露水飲下日五六次

又方

鬱金三錢　甘索筆栗麻篤二分

右爲散空心白湯點服

蚘生胃中薄腸者此方主之

胡蘿蔔根生切爲小片空心食之能驅出蚘蟲

殺蟲治腹滿攣痛

鐵粉　阿魏各三錢

右爲散白湯送下

又方

没藥三錢爲末　石鹼一錢爲末　拔律殺没暼律匪坭十滴

右調和爲丸白湯化下

又方

大黄十二錢　海人草八錢　上好酒百三十二錢

右入磁器内浸置去滓飲下

又方

茵蔯莖　海人草各八錢　大黄四錢

甘草一錢

右剉滚湯浸置布漉去滓飲服

又方

取茵蔯油點入臍又塗小腹

又方

甘草　大麥各八錢　茴香四錢　無花果六顆

右水煎漉過取五十錢和蜂蜜二十錢以水鏡射腸中

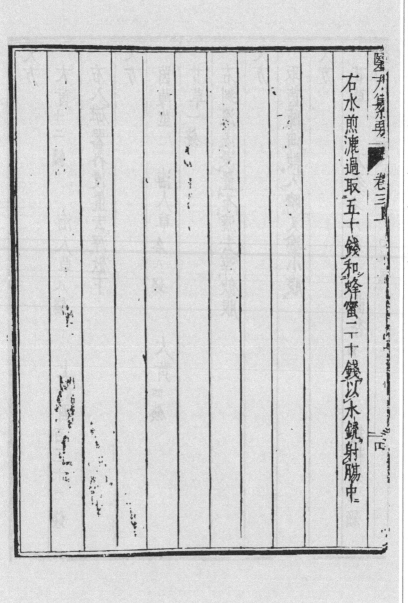

霍亂 宿食

霍亂者腹痛如切暴吐暴瀉手足厥冷津々汗出其脈微小戰慄鼓頷煩躁苦悶宿食證大率與霍亂無異

隨吐瀉而諸證覺輕者良候也反之心下膨滿冷汗出其脈微小者命在頃刻矣

呼吸促迫無熱無渴其脈沈微者瀕死

治霍亂嘔吐

藿香露水 三十二錢　鹿角屑 一錢五分爲末

大黄 一錢爲末

右攪勻飲下

治霍亂吐瀉腹肚絞痛

藿香露水四十二錢　肉桂露水八錢

香橙汁十六錢　阿片一錢燒酒浸

右攪勻飲下煩渴者加大麥煎汁三十六錢尤良

又方

茵蔯蒿　良姜　茴香　肉桂　香橙皮各三錢

右水煎一二沸濾過飲服

又方

茵蔯蒿　香橙皮各四錢　大黃二錢

右水煎一二沸濾過飲服

又方

肉桂露水　大麥煎汁各二十二錢　阿片五分

沃君栗曠吉栗 二錢爲末　罌栗殼舍利別 四錢

右和匀飲下

治霍亂宿食吐瀉腹痛心下痞滿口渴引飲

茵蔯鹽 一錢　枸櫞汁 二十五錢

右和匀飲下

又方

榲桲一味醋煎加良姜香橙皮末各等分和匀飲下

又方

酸模根 八錢　榲桲 四錢

右水煎漉過飲服

又方

酸模根　榅桲各五錢　香橙皮三錢

右水煎濾過去滓和肉豆蔻肉桂末各二錢砂糖少許飲下

又方

薔薇花露水　榅桲舍利別各十六錢

拘櫞舍利別八錢　鹿角屑一錢為末

右攪勻飲下

治霍亂無痛吐下不止

藿香露水　肉桂露水各二十四錢

罌粟殼舍利別八錢

右攪勻飲下

霍亂吐瀉後腹內無力者此方主之

藿香　肉桂　榅桲各三錢　砂糖二錢

右水煎濾過飲服

治吐瀉後心下痞鞕

龍膽舍利別三錢　香橙皮舍利別二錢

右和勻溫酒送下每服一錢

卷三

黄疸

黄疸者失胆汁所注于十二指腸之常度返流注肝之血脈従是流溢于周身血脈而發黄色也其證心下痞硬當上腹右傍而膨脹煩悶嘔吐惡心噯氣雷鳴不欲飲食舌燥口苦大便秘結偶為通利則其色白或灰白粘稠帶惡臭小便赤黄或黒色浸布則染黄色也

黄疸全身瘙痒或發疹者不日復故之徴也

諸般酷烈病兼黄疸者可知非投下劑則不治矣

諸般酷烈病歴七日而發黄者瀕死

黄疸發於肝臓閉結者必變成水腫惡性熱

黄疸為熱病著惡兆也又熱病發黄者吉兆不日向康復

醫方纂要 卷三

黃疸連綿延日變成水腫者死期不遠矣

黃疸有變成水腫鼓脹者不治死

老人患黃疸則不治死

姙婦發黃非爲分娩則不復故可知惡兆也

黃疸嘔吐不止者惡候也勿妄投吐劑

黃疸小便淡薄如水者尋發水腫之兆也

小便如泊夫藍色者黃疸之候也

小便稠濁浮黃泡浸布則染黃且黃霧染污尿壺之旁者發黃疸無疑矣

黃疸劇熱乾咳咽燥小便黯赤黃帶黑色者可知發於肝藏腫也

治黄疸心下緊滿飲食不進ヲ

茵蔯十錢　大黄四錢　砂糖二錢

右水煎漉過飲服

又方

茵蔯八錢　薔薇花三錢　甘松香一錢

右水煎漉過飲服

又方

白蔔菜　茴香各六錢

右水煎温服

又方

茵蔯露水百五十錢　酒石鹽八錢爲末

右攪勻飲下

又方

石鹼八錢 蘆薈三錢 大黃二錢

右爲散蜜丸白湯化下

又方

硫黃花四錢爲末 薔薇花舍利別八錢

右攪和白湯送下

又方

硫黃花 砂糖各八錢

右爲散白湯送下

又方

茵蔯鹽 二錢

右滚湯點服茵蔯舍利別茵蔯酒總爲治黄疸之要藥

治黄疸閉諸藏閉塞

鐵粉 八錢　欝金 四錢

右爲散白湯送下

又方

大黄十錢燒酒浸置絞去滓和旋奈葉末三錢飲下

治黄疸閉肝藏閉塞

蘆薈　乳香 各一錢　没藥 二錢　酒石鹽 七分

右爲散白湯送下

又外用方

茵蔯 二握　樓骨木 四錢　野葡萄根 八錢

胡蘆巴 十六錢

右件酒煎去滓浸布乘温罨蒸心下日五六次

黃胖

黃胖之爲病頭痛眩暈耳鳴面色痿黃灰白心下痞滿氣息困難心動脹跳動異常渾身浮腫四肢酸疼爪甲灰白爲皺揭大便或祕或下

治黃胖腹脹氣息困難四肢酸疼

鐵粉十六錢　鹿角屑八錢　茵蔯鹽二錢

砂糖三錢

右爲散白湯送下

又方

黑泥灼的里亞加二錢　琥珀油五滴

右調和溫酒送下

又方

枸櫞皮　香橙皮　吉納吉納各三錢

右水煎温服又爲散加砂糖二錢白湯送下亦可

又方

胡荽子四錢　茴香二錢　良姜　生姜各一錢

丁香七分　殺律亞律沒年亞失三分三厘

砂糖二錢

右搗篩爲散白湯送下

黄胖由惡液者此方主之

杜松木四十八錢　金剛刺根二十錢　白檀八錢

薔薇花　杜松子各六錢　焰硝三錢

右件水浸置絞去滓飲服

又方

薔薇花露水　砂糖各十八錢　白檀爲末

肉桂各六錢爲末　牽牛子三錢爲末

先以薔薇花露水及砂糖入沙鍋內以文火煮次入諸藥攪勻再煮作舍利別白湯送下

熱病瘥後發黄胖者此方主之。

噎福栗酷　牽牛子　鬼茉莉根　紅藍子各四錢

益智　丁香　洎夫藍

沈香　乳香各二錢　旋奈葉八錢

右爲粗末燒酒浸一宿濾過去滓飲服

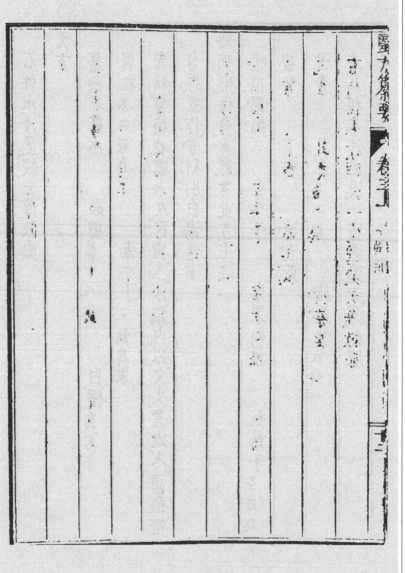

肝藏閉結

肝藏閉結者當上腹右傍而痞悶煩躁氣息困難身體疲倦時時發熱肝藏閉結凸起非意應手而爲見于外也

肝藏閉結無水腫者瀕死

小便白色粘濁如油者由肝藏不和而飲食失化熟之兆也

小便赤色不熟者肝藏衰弱或閉結之候也

小便蒼黑色雜綠色者肝膽不和之候也

治肝藏閉結去腐敗液

石鹼

右一味白湯送下

又方

骨碎補十六錢　乾葡萄三錢

右以大麥煎汁九十六錢煎去滓飲服

又方

蘆薈　没藥各三錢　乳香二錢

右爲散白湯送下

開肝脾及大機栗律閉塞治水腫腹滿

剛鐵二十錢

右爲末燒至赤色爲度加硫黄十錢以鐵箆攪和不停手硫黄自熟變作赤色爲度搗羅爲散白湯送下

脾藏閉結

脾藏閉結者當上腹左傍肋膜之下而痞悶攣引閉結滿脹而色黯淡失光澤眼膜黄色瞳子昏暗精神鬱重悲悶

脾藏閉結兼水腫者死期不遠矣

食前食後涎唾多出者脾藏閉結之兆也

脾藏閉結發赤痢下血者尋可治之候也然赤痢下血久不止尋發水腫者死期在近矣

脾藏閉結每時驚惕苦惱口吐清水者向康復之徵也

小便白色不熟清澄者脾藏閉結之候也

尿中有砂礫光如水晶者脾藏閉結之候也

治脾藏閉結腹滿攣引

鐵粉十二錢　沒藥六錢　砂糖六錢

右搗篩爲散白湯送下

治脾藏閉結腸間膜閉塞及憂鬱病黄疸

鐵銹六十四錢

右爲粗末入壺内投熟葡萄汁或寗水置暖温之處每時以鐵箆攪轉至黑色爲度布漉文火徐徐煎熬作舍利別每服自七分至一錢五分

治脾藏閉結子宮上衝

野菊花八錢　茴香六錢

右水二百錢煎減三分之一爲度去滓飲服又以水銃射膓中亦可

脾藏閉結將變成虛勞者此方主之

硫黃花　鐵粉各八錢　沒藥　甘草各二錢

右為散白湯送下

脾藏閉結無蚘蟲者此方主之

大黃一錢　甘索筆栗麻篤七厘

右為末和白蜜白湯送下

憂鬱病

憂鬱病者脇腹之右傍攣急膨脹苦惱雷鳴頭痛眩暈精神鬱重或悲哀憂愁或忿怒怨恨每事猜忌思慮無窮或遠慮狐疑無所決或夜間多想不交睫偶就寢則雜夢魘驚煩悶苦惱證候千態難以一論之

憂鬱病於春秋必易發大便多秘結

憂鬱病衄血下血或發瘡疹類則向康復之徵也

憂鬱病無赤痢下血者不日可治之徵也然發水腫者死

北風久吹不歇乾燥則易發憂鬱病

憂鬱病其脈堅實時々發熱惡寒大便燥結帶黑色小便稀薄帶黃色有光者可知有毒之候也有毒證勿必用辛熱劑施之

則多發焮腫癌瘡癰膿也

憂鬱病其脉微弱小便白色不熟者可知無毒之候也

憂鬱病卒然言語蹇澁者黑胆汁滿溢之候也

小便黑色利黑胆汁者吉兆也

小便薄黑且黑塗沈着壺底者尋發癌瘡癰膿之兆也

治憂鬱病去黑胆汁除粘稠液

鹿角屑十錢　土青木香五錢　洎夫藍

辰砂各一錢

右擣羅爲散白湯送下

又方

鹿角屑　土青木香各二錢　野菊花八錢

泊夫藍一錢

右爲散白湯又温酒送下

又方

鐵粉十錢　香橙舍利別二十四錢

右和匀白湯送下

又方

鐵粉百錢燒酒二千百錢入壺内密封烈日中曝之七日布濾

去滓飲下

○憂鬱病脾臓閉結心下痞滿頭痛眩暈

茴香　良姜　香橙皮各四錢　焰硝二錢

右爲末白湯送下

又方

使君栗牘吉栗二錢　鐵粉四錢　焰硝一錢

右爲末白湯送下

又方

蘆薈　噎福栗酷　牽牛子各四錢

右爲末白湯送下

又方

蘆根二十錢　大黄八錢

右二味水二百錢煎漉過和蜜十二錢飲服

又方

茵蔯　龍膽各六錢　砂糖四錢

右水煎一二沸漉過飲服

治憂鬱病子宮病大便秘結

接骨木花 三百四十八錢

右水浸一宿漉過去滓和砂糖九十六錢文火煮作舍利別

白湯送下

開鬱行氣利經水殺蚘蟲

蘆薈 九十六錢　細辛　沈香　肉桂

甘松香　乳香 各六錢

白蜜 五百三十六錢

右件爲末先以蜜和蘆薈入鍋内徐々煮下火候冷入餘藥

調和白湯送下

疝

疝有二因所謂寒與熱也寒也者謂發於粘液風氣酸液蚘蟲者也熱也者謂發於辛峻液腐敗液胆汁及焮痛熱腫呑毒者也其爲證腹肚膨滿疞痛雷鳴攣急噯氣呑酸腰脚攣痛小便淋瀝大便或下或祕

疝痛多兼蚘蟲

痛風有變成疝氣者

疝痛有變成關節痛者

疝痛發汗過多者性力虧脱不日發卒中風之兆也

疝痛因胆汁滿溢者聲啞不出

疝痛固結一處不移動以熱者易生内癰

疝痛有變成腸癰皷脹水腫者

疝痛腹內攣急筋膜抽掣者腸神機經機關失度之候也

疝痛發於吞毒者可知至危篤也

疝痛發於燉痛熱腫者小便赤色爲吉兆又稀白爲凶兆

治疝痛因粘液風氣而腹內攣痛

茴香露水 九十六錢 丁香油 二十滴

右攪匀飲下

又方

野菊花 椄骨木花 藿香 芸香 各十二錢

杜松子 十五錢 月桂皮 肉桂 良姜 各十錢

香橙皮 二十二錢 茴香 胡蘆巴 各八錢

右件燒酒三百五十錢浸一宿以蒸露鑵取露水飲服

又方

良姜　蘆薈　肉桂　芸香　茴香各四錢

胡椒二錢

右搗篩爲散溫酒又白湯送下

治疝痛腹痛腰脚攣痛

香橙皮十六錢　細辛八錢　良姜　獨活各六錢

茴香　杜松子　月桂皮各四錢

右件酒三百六十四錢浸一宿以蒸露鑵取露水飲服

又方

罌粟殼　肉桂　生姜　茴香各三錢

甘草一錢

右水煎一二沸濾過飲服

又方

楊柳葉半握 胡荽一錢

右酒六十四錢煎至四十八錢爲度濾過温服

又方

巴旦杏油 蜀葵根舍利別各八錢

阿没勒八錢爲末 燒酒三十二錢

右攪勻飲下

治痳痛腸痛腹滿拘急昌瘂飲食難化

茵蔯 良姜各四錢 龍膽 香橙皮各三錢

土青木香　草豆蔻各二錢　白芷一錢

右酒煎漉過飲服

又方

良姜　肉桂　香橙皮　茴香各三錢

右水煎一二沸漉過飲服

又方

胡荽子　茴香各五錢　肉桂　肉豆蔻各二錢

右擣羅爲散溫酒送下

治疝痛腹痛胃虛或嘔或下飲食不化神機經虛之寒熱往來

肉豆蔻　肉桂各四錢　草豆蔻二錢

茴香　良姜各三錢

右酒煎溫服

治疝痛嘔吐不止

藿香露水　茴香露水各三十二錢　燒酒十六錢

阿片三分三厘

右攪匀飲下

治疝氣腹痛腎痛子宮衝逆

胡桃核　杜松子　芸香各四錢

右爲散溫酒送下

又方

錦葵葉二握　野菊花一握

右酒百二十四錢煎漉過去滓飲服

治疝氣腹痛膨脹攣急大便或秘或下

茴香一味酒浸一宿以蒸露鑵（ランビキ）取露水飲服

又方

茴香　甘草各四錢

右爲散以大麥煎汁六十四錢攪勻飲下

又方

月桂實并葉爲散溫酒送下

又方

石鹼二錢　阿片一錢

右爲散糊丸白湯化下

治疝腹痛便秘

肉桂　茴香各五錢　大黃二錢五分

右爲散白湯送下

又方

鬼茉莉根一錢　酒石鹽五分　阿片二分

肉豆蔻二錢

右爲末白湯送下

又方

茴香露水三十二錢　藿香露水十六錢

罌粟殼舍利別八錢　酒石鹽二錢爲末

右攪和飲下

又水銃方

大麥八錢　蜀葵葉一握　旋奈葉四錢

水百二十錢

右煎取八十錢和食鹽二十錢蜜八錢乘溫以水銃射腸中

治疝氣腹滿水銃方

野菊花　零陵香各半握　茴香十錢

右水煎漉過以水銃射腸中

腸痛

漢土所未説之病稱留飲之類是也

腸痛之所由起縮腸爲撓疊至腸綱腸間膜亦俱爲下墜撓屈爲閉塞衝盪由是失諸液流利之度妨礙物分輸之路故也其證腹痛如斷惡心嘔吐吞酸噯氣心腹緊滿雷鳴便秘時吐清水

腸痛小便通利過多者向康復之徵也

腸痛發眩暈者死期不遠矣

腸痛口不能言耳不能聞者瀕死

腸痛噯氣爲惡臭又汗出爲惡臭或放屁爲惡臭者惡候也

腸痛渾身冷而浮腫者惡候也

腸痛尿閉淋瀝吃逆手足牽引者死候也

腸痛大便下利忽然發熱者瀕死

腸痛由汚液凝滯閉塞者腸中重痛心煩苦惱大便祕結無熱少嘔

治腸痛腹滿嘔吐呑酸

石菖蒲根　生姜　良姜　肉豆蔻

肉桂各四錢

右酒煎濾過飲服

又方

雞糞　香橙皮各四錢

右爲散温酒送下

又方

野菊花　茴香各八錢

右件酒煎去滓飲服

又方

茴香　肉桂　獨活各四錢　甘草二錢

右水煎濾過飲服

又方

孔雀糞陰乾爲散加砂糖三分之一白湯送下

又方

銀粉　鐵粉錫粉亦可

右一味爲散以膽八樹油和勻白湯送下其効不可言

治腸痛因胆汁腐壞者之方

車前草露水　酸模根煎汁各十六錢　阿片三分

焰硝精二十滴　香橙皮舍利別四錢

右攪和飲下

治腸痛水銃方

焼酒九十六錢　紫蘓葉露水六十四錢

阿片一錢　雞子黄三箇

右攪勻以水銃射腸中

又方

罌粟殼煎汁六十四錢　龍腦一錢　阿片五分

右攪勻以水銃射腸中

又方

燒酒　人乳汁各十六錢　胡椒二錢爲末

右攪勻以水銃射腸中

又方

阿片一錢　蜂蜜六十四錢

右二味以文火煎熬稀稠得所作坐導藥送入肛門

腸癰

腸癰者壯熱口渴腹滿焮痛手不可近其痛固結不移動嘔吐煩悶大便秘結腹痛如嚙如刺腹內火熱鼓動全身煩熱者腸中將生癰之徵也

腸癰小便赤色者良候也又稀薄白色者惡候也

治腸癰

蜀葵根四錢　蜀葵葉二握　胡麻人二錢

右水煎濾過加焰硝末三錢砂糖二錢和勻飲服

又方

三七草根十六錢　鹿角屑八錢　美人蕉花一握

右水煎濾過加鹿角精十滴肉桂露水十六錢攪勻飲服又
焮痛不可忍者加阿片七分尤良
又方
焰硝八錢爲末　大麥煎汁九十六錢
右攪勻飲下
又方
蜀葵根舍利別二十錢　大黃十錢爲末
右和勻白湯送下
又水銃方
錦葵葉　菫菫菜各一握
右水煎濾過取八十錢加阿沒勒末八錢龍腦末五分二厘

雞子黄一箇攪匀以水銃射腸中

又方

大麥煎汁九十六錢　錦葵葉煎汁四十八錢

白蜜二十四錢　焰硝四錢爲末

右和匀以水銃射腸中

又蒸溻方

燒酒八十錢　龍腦二錢爲末

右攪和重湯煎來温布浸蒸腹上

腸間膜閉病

腸間膜閉病者是因腸間膜及乳糜液道之機關失常度爲閉塞澁滯也其爲證腹肚緊滿四肢如柴腰脚痿弱唯頭爲大寒熱徃來自汗盜汗大便或秘或下

治腸間膜閉病腹肚緊滿便秘

鐵粉八錢　焰硝錠二錢　砂糖四錢

右爲散白湯送下

又方

山歸來　杜松木　茵蔯蒿　土青木香各三錢

右水煎瀝過以鐵粉末六錢和匀飲服

又方

香橙皮　地榆　芸香各四錢　茵蔯莖

龍膽　土青木香各二錢

右剉燒酒浸一宿布漉去滓飲服

治腸間膜閉病腹肚緊滿攣痛

胡麻油和砂糖白湯飲下

腸間膜閉病因蚘蟲者此方主之

萵苣根　茴香各四錢　大黄二錢

右水煎漉過和甘索筆栗麻篤一分飲下

治腸間膜閉病外用方

取煙草葉敷腹上以滚湯布浸熨蒸其上

又方

謨郭姞奴謨油九十六錢　黃蠟四十八錢　松脂

番瀝青各十六錢　篤耨香八錢

先將油與蠟入鍋內上火浮沫為度次入餘藥徐々溶化布漉冷定作軟膏塗膜上且以煙草葉敷其上以滾湯布浸并時蒸其上尤效

鼓脹

鼓脹者因風氣塡滿腹內及腸中而諸液失流利之度爲留滯也其證腹肚膨滿拘急以手打之鳴動且繞臍痛大便或下小便淋瀝

鼓脹放屁則必覺輕安

鼓脹腹皮生光澤者惡候也

鼓脹其脉大牽緊數

治鼓脹腹內拘急飲食難化

胡荽子 十二錢　肉豆蔻　砂糖 各三錢

生姜 二錢

右擣羅爲散白湯送下

又方

鐵粉八錢　没藥四錢

右爲粗末入磁器内投燒酒九十六錢浸置漉過去滓飲服

又方

鬼茱莉根　噎福栗酷　酒石鹽各四錢

旋奈葉八錢　茵蔯　龍膽各六錢　棲骨木花

枸櫞皮　胡荽子各三錢　丁香二錢

右件酒浸一宿漉過去滓飲服

治鼓脹小便不利

蜈蚣二十四錢　肉豆蔻八錢　杜松子四錢

連錢草二握　燒酒百錢

右入壺內固封烈日中曝之布漉去滓飲服

治鼓脹太便秘結

大黃　肉桂　砂糖各六錢

右爲散白湯送下

破氣驅風去汚液利大便

大黃八錢　旋奈葉　茴香　胡荽子各六錢

甘草　土青木香　葡萄各三錢　洎夫藍二錢

右杵搗入壺內以燒酒三百二十四錢浸置濾過去滓飲服

治鼓脹以温布敷腹上次塗此藥其方

龍腦二錢爲末　巴旦杏油十二錢

右和匀塗腹上次用此方

茴香露水 三十二錢　大黄 二錢為末　砂糖 三錢

右攪匀飲下

又方

取牛糞又犬糞米糊和匀塗腹上

治鼓脹水銃方

芸香　野菊花　椄骨木花　胡蘆巴

茴香 各四錢

右水煎去滓乘温以水銃射腸中

水腫

水腫有二證所謂白與黃也蓋不出於混淆胆汁之多寡白水腫者其腫初起于腹與腰次及手足大便或秘或下腹内無物而痛無以腰痛也黃水腫者全身滿腫咳嗽發熱心下痞滿腹肚膨脹大便閉結小便不利其腫隨身體移動以為增減又有水腫發於子宮者須察經閉姙娠之候也

水腫有四診第一呼吸促迫第二大渴引飲第三小便不利第四發汗微少此四證總為惡兆須慇懃用意

水腫於月之上弦增盛復於下弦減却者也

下血久不止者必發水腫

多濕之歳多患水腫於秋時亦復爾

水腫肌膚爲潰爛者不治死

水腫發咳者惡候難治

脾病兼水腫者遂至殞命

劇熱病瘥後發水腫者惡候也

水腫瘥後不日再發者難治

腸諸病及腐壞液病發水腫者死

水腫皷脹爲臍筋膜欻痛者瀕死

水腫缺盆骨及胸前爲腫平面者死期在迩矣

水腫壯熱小便通利少其色渾濁者以漸加重之候也

急卒諸病兼發水腫者惡候也

諸失血後必發水腫

水腫延綿難治其人面色赤不異常者良候也又面色青白或鉛色者不過一月而至殞命

水腫自胸腹作波音升咽嗌而如吐尋復下降大便下利者死期不遠矣

水腫強實之人可強發汗

白水腫其尿白或灰白不化熱恰如水

黄水腫小便赤色且稠滓沉着壺底恰如熱病尿

治白水腫利小便

枸骨木 十六錢燒灰

上好酒 百二十八錢

右入壺内密封置温處布漉去滓加肉桂露水八錢飲服

又方

肉桂露水百錢　焰硝十錢爲末　鬼茉莉根五錢爲末

右攪勻飲下

又方

生姜　鬼茉莉根各二錢　酒石鹽一錢

右爲散燒酒送下

又方

菖蒲根三錢　杜松子　茴香各二錢

乳香一錢　砂糖三錢

右水煎漉過飲服

又方

杜松子　水楊梅根各四錢　良姜三錢

獨活　焇硝各二錢　薄荷二握

右酒浸一宿布漉去滓飲服

治黄水腫利小便

牽牛子一錢　大黄二錢　肉桂　生姜各一錢五分

右件水六十四錢文火煎濾過去滓和砂糖少許飲下

又方

酒石鹽一錢　藤黄五分

右爲散以薄荷露水飲下

又方

鬼茱莉根一錢　藤黄二分　肉豆蔻一錢五分

右爲末以椄骨木花舍利别八錢和匀白湯送下

又方

鬼茉莉根一錢　藤黄二分　肉豆蔻二錢

右爲末糊丸白湯化下

治水腫便祕尿閉

鬼茉莉根　大黄各二錢　生姜　肉桂

牽牛子各一錢　龍腦七分

右爲散白湯送下

又方

甘遂一味爲末白湯點服

治水腫壯熱大渴引飲

焰硝一味爲末白湯點服

治水腫腹滿大便秘結小便不利口渴引飲

菖蒲根八錢　大黃四錢　噎福栗酷

鬼茱莉根各三錢　丁香一錢五分

右燒酒浸丁宿絞去滓飲服

又方

茴香四錢　大黃　鬼茱莉根各二錢

肉豆蔻　肉桂各一錢

右爲散溫酒送下

又方

茵蔯八錢　大黃三錢　砂糖二錢

右水煎丁二沸漉過去滓飲服

又方

大黄四錢　茴香　甘松香　蘿蔔子各二錢

甘草一錢

右水煎去滓，和薔薇花、舍利別十二錢，飲下

又方

接骨木花并嫩葉水煎丁二沸，漉過，飲服

又方

鬼茉莉根一錢爲末　藤黄二分爲末

肉桂露水二十四錢　燒酒十二錢

右攪勻飲下

又方

茵蔯三十二錢燒爲灰入磁器内投燒酒百六十四錢攪和澄置取灰汁布漉飲服

治水腫

兔茉莉根　菖蒲根各一錢　酒石鹽二錢

右爲末和白蜜以薔薇花舍利別四錢攪匀白湯送下　臨卧宜用發汗劑其方

阿片一錢　龍腦七分

右爲散以香橙皮舍利別和匀葡萄酒送下

治水腫發汗方

香橙皮　龍膽　菖蒲根各三錢

右水煎十二沸以薄荷舍利別和匀飲服

治水腫通小水

杜松子　白芥子　萊菔根各四錢

右件酒浸一宿濾過去滓加大黄舎利別二十四錢攪匀飲下

又方

濱沃没篤根　良姜　大黄　杜松子各二錢

肉桂　茵蔯各三錢

右酒浸一宿絞去滓飲服

治水腫喘急

菖蒲根　土青木香　龍膽各二錢　砂糖三錢

右水煎去滓加蜀葵根舎利別四錢和匀飲下

又方

濱沃没篤根 十六錢　醋 百二十四錢

右入壺内密封烈日中曝之引出藥氣布漉去滓臨服加燒酒或肉桂露水少許飲服

又方

濱沃没篤根 六錢　蘆薈　益智 各二錢

右爲末蜜丸白湯送下

治水腫淹久難治寒熱往來

茵蔯 十六錢　龍膽　菖蒲根　獨活 各八錢

月桂皮 四錢　杜松子 十二錢　胡蘿蔔子 六錢

右件酒浸一宿絞去滓飲服

治水腫開肝脾閉塞利蓄水

蘆薈二十錢　牽牛子四錢　藤黃七分

右爲散以薔薇花舍利別爲丸白湯送下

治水腫汚液病強運行利小便

白芷　水楊梅根各四錢　薄荷二握

酒石鹽　旋奈葉各三錢

右酒浸一宿布漉去滓飲下

又水銃方

人尿六十四錢　焇硝錠　篤稀香各二錢

雞子黃一箇

右攪勻以水銃射腸中

水腫因粘液者此方主之
茵蔯　龍膽各四錢　杜松子八錢　大黃三錢
酒石鹽二錢
右酒浸一宿濾過飲服
水腫因諸毒内攻者此方主之
車前草　蠶豆各四錢
右以水百二十八錢煎減半爲度布漉去滓加琥珀末二錢
和匀飲服
又方
琥珀油十滴　沃君栗曠吉栗三分爲末
右和匀以葡萄酒送下又以燒酒或茴香露水服之亦可

又方

琥珀油十滴　茴香露水三十匕錢

右攪勻飲服

治水腫腹滿

取玲瓏硝右石灰水浸置文火煮浸布來温熨腹上又取木尿以水銃射腸中尤効

治水腫罨熨劑方

茵蔯　薄荷各一握　薔薇花二握

肉桂　乳香各二錢

右為粗末以麥麩中心及葡萄酒少許相合作錠文火炒來熱罨熨患部冷則更換

治陰囊陰莖及足蹠腫滿蒸溻方

芸香　茵蔯各一握　接骨木花半握

明礬八錢

右水煎去滓浸棉布蒸溻患部

又方

燒酒九十六錢　香橙自然汁四十八錢

右攪和文火煮浸布蒸溻患部

泄瀉

泄瀉者腸肚絞痛下水液胆汁乳糜液也

熱病耳聾大便泄利者不日復故

眼目焮痛腸內滾動泄瀉者吉兆也

盛怒暴恚尋為泄利者吉兆也

泄瀉變成赤痢或水腫者死候也然水腫兼泄瀉者不日向康後之兆也

泄瀉發熱身體日衰者為惡候又下如片肉者死期不遠矣

勞瘵肺病毛髮脫落下利者死期不遠矣

泄瀉兼泡沫者惡液滿溢頭中之候也

諸病延遷難治泄瀉不止者惡候也

泄瀉其色如泊夫藍浸水或如鐵銹或如赤石脂者惡候遂至殞命

酷烈諸病泄瀉綠色或帶蒜臭者延纏累日遂致不救

患泄瀉則小便通利少

孕婦患泄瀉則易流産

老人泄瀉者甚危

小兒臨齒牙將芽出之時患泄瀉者吉兆也

治泄瀉飲食不化腹滿絞痛

茵陳二錢　良姜八錢　石菖根　香橙皮

枸櫞皮各六錢　龍膽　肉桂各五錢

丁香二錢　燒酒三百六十四錢

右入磁器内置温處引出藥氣布漉去滓飲服

治諸般泄瀉

大黄　白檀　肉桂各二錢　訶子一錢

右爲散白湯送下

又方

太黄二錢爲末　鬼茉莉根一錢爲末

肉桂露水三十二錢　焼酒十六錢

右攪和飲下

又方

薔薇花舍利別六錢　肉豆蔻二錢爲末

右攪和飲下

又方

赤石脂十六錢　肉桂八錢　亞臘邲藥坋四錢

蓽茇二錢

右爲散白湯送下又加阿片少許亦可

又方

赤石脂四錢　阿片一錢

右爲散白湯送下

又方

麒麟竭一味爲散白湯送下

又方

肉豆蔻炒爲末以葡萄酒送下

又方

阿仙藥為末白湯點服

又方

乳香八錢以水二百五十六錢煎至半分為度漉過飲服

泄瀉因酸敗液者此方主之

藿香露水　肉桂露水各二十四錢　阿片七分

鹿角屑二錢為末　肉豆蔻一錢為末

右攪和飲下

又方

沃君栗曠吉栗四錢　乳香二錢　龍腦一錢

右為散白湯送下

又方

赤石脂 白檀各四錢 乳香二錢 砂糖八錢

右擣羅爲末白湯送下

泄瀉因風氣者此方主之

樟枝二十四錢 水五百十二錢

右煎減半爲度布漉去滓加肉桂露水十二錢攪匀飲服日二

五六次

腹肚絞痛完穀下利因喫生冷瓜果等物者此方主之

乳香 大黄各二錢

右爲末温酒送下

又方

車前子十錢　肉桂三錢

右水煎丁二丁沸濾過飲服

又方

車前子三錢　肉豆蔻二錢

右為散白湯送下又加大黃末一錢亦可

治完穀下利去腸胃酸液

沃君栗曠吉栗　肉豆蔻各四錢

右為末白湯送下

又方

雞卵酒和加肉桂末砂糖等分攪勻飲下

治腸中不化完穀下利

決君栗曠吉栗 四錢　蘆薈　沒藥各二錢

泊夫藍 七分　砂糖 四錢

右爲散白湯送下

下利頑固證或酸液滿溢腸中或小兒諸病因酸液者此方主之

石灰 十六錢　亞臘炒藥均 四錢

右以水三千百六十四錢煎至二千百二十四錢爲度濾過去滓和肉桂露水十六錢砂糖六錢飲下

治灰白利乳糜利

薔薇花　茴香 各八錢　砂糖 四錢

右水煎丁二千沸濾過飲服

治小兒腹痛下利

沃君栗曠吉栗　乳香各三錢

右爲末以蜜和勻白湯送下

又方

藿香露水　肉桂露水各十二錢　乳香二錢爲末

右攪勻飲下

又方

雞卵殼二錢　鹿角屑一錢

右爲散白湯送下

又傳藥方

藿香露水八錢　肉豆蔻油八滴　焼酒六錢

右攪和來温塗臍及腹

赤痢 附下血

赤痢者腹肚脹痛純血下利或膿血無下或胆汁水液片肉等相雜而下裏急後重

赤痢自汗出者吉兆也

赤痢發狂則吉兆也

赤痢劇熱舌燥不欲食者惡候也

純物下利變成赤痢者遂致不救

赤痢初起吐胆汁者爲惡候

赤痢放屁者爲惡候

赤痢夜間投阿片劑至翌旦眼中色不變者良候也又其色變易者其證日進險重之兆也

脾藏閉結兼赤痢者良候也然尋發水腫者死候也

赤痢雜黑胆汁身體不安者死候也

赤痢雜片肉者死在旦夕矣

赤痢吃逆呼吸短促者瀕死必發鵝口瘡

赤痢發鵝口瘡者不治死

赤痢吐蚘蟲者死候也

赤痢兼發酷烈諸病及痘瘡者遂至殞命

赤痢兼發咽喉腫痛者死

赤痢妨飲下者死

赤痢兼腸不仁或寒脫疽者死

赤痢初起舌胎白黃爾後如附黑痂振寒發熱如燒者其證曰

以加重遂至危急

赤痢必有尿閉爲惡候

悲憂勞心之人患赤痢則難治

赤痢發黄則必止

姙婦患赤痢則致墮胎

用吐涎劑發赤痢腹痛者必死

下血稀薄發壯熱者甚危

下血雜稀膿帶惡臭者腸中生癰之候也

昏睡不覺下粘血者死候也

下血因吞毒者必發搐搦死在頃刻矣

熱病時疫黒血下利者死

頭創多下血

下血些少者可知泄出於腸間膜絡也

治赤痢裏急後重膿血兼下

車前草露水九十六錢　大黄十錢爲末

右攪勻飲下

又方

大黄三錢　檳榔子二錢　鹿角屑一錢

右搗篩爲散以車前草露水送下

又方

檳榔子十二錢　訶子六錢　乾葡萄五錢

右水煎濾過去滓加肉桂露水八錢砂糖四錢攪勻飲下

又方

大黄　茴香各十錢　沃君栗曠吉栗三錢

右爲散燒酒送下毎服自一錢至二錢

治赤痢血痢膿痢

胭脂草葉　連錢草各一握　夏枯草半握

鹿角屑十二錢

右水煎取百十六錢加肉桂露水八錢阿仙藥末六錢攪勻

飲服

又方

胭脂草大陽煎三十二錢　藿香露水

肉桂露水各八錢

右攪和飲下

胭脂草太陽煎方　胭脂草新鮮者八錢紫苑四錢白雀菜二十錢燒酒六十四錢入壺內固封烈日中曬之去滓收貯

治赤痢下血膿痢

榅桲三錢　肉豆蔻　車前子各二錢

右為散以車前草露水飲下

又方

車前草露水二十八錢　沃君栗曠吉栗為末

大黃為末各二錢　罌粟殼舍利別八錢

右攪和飲下

又方

赤石脂　肉桂各八錢　亞臘必藥均

蚤休各四錢　蓽茇一錢

右爲末白湯送下又加阿片七分亦可

又方

赤石脂四錢　阿片二錢

右爲末白湯送下

又方

麒麟竭　大黃各三錢

右爲散白湯送下

又方

車前草露水三十二錢　薔薇花露水二十四錢

麒麟竭爲末　赤石脂各四錢爲末　石榴皮二錢爲末

○赤痢　下血

右調和飲下

又方

大黃四錢　石榴皮　上好茶各三錢

右水煎二沸濾過飲服

又方

杜松子　肉豆蔻各四錢

右爲末蜜和白湯送下

又方

黑泥炒的里亞加四錢　沃君栗嚶吉栗二錢

右調和溫酒送下

又方

灰皂六錢燒為霜　泊夫藍二錢為末　蜜三十二錢

右攪匀温酒送下

又方

明礬　肉豆蔻各四錢

右為散以車前草露水飲下

又方

梨木皮藍葉水煎濾過飲服

又方

車前草露水二十四錢　薔薇花露水十二錢

榲桲為末　石榴皮各二錢為末

右攪匀飲下

又方

石榴皮十錢 麒麟竭 赤石脂各五錢

右爲末以車前草露水飲下

治赤痢下血腸癰及胸膈諸患

膽八樹油八十二錢 篤耨香 黄蠟各三十二錢

白檀六錢爲末

先將油與蠟入沙鍋內米火溶化次入篤耨香白檀攪和下

火候冷收貯每服自七分至一錢

治下血赤痢

蘆薈 麒麟竭 石榴皮 罌粟殼各四錢

右爲末白湯送下

治赤痢壯熱口渴引飲

大黄　焰硝各四錢

右爲末白湯送下

治赤痢裏急後重水銃方

芸香煎汁四十八錢　篤耨香四錢　雞卵一箇

沒藥二錢爲末　乳香一錢爲末

薔薇花露水二十四錢

右攪匀以水銃射直腸

又方

薔薇花一握　地黄　酸模根各八錢

罌粟殼四錢

右件以水百六十四錢煎至百錢爲度布濾冷溫適宜以水

銃射腸中

又方

大麥煎汁六十四錢　没藥爲末　乳香爲末

赤石脂各二錢爲末

右攪勻以水銃射直腸

又方

人乳汁八十四錢　篤耨香八錢　雞卵二箇

右攪勻以水銃射直腸

治赤痢延纏難治裏急後重脫肛飜花

取篤耨香置炭火上薰肛門大效

又方

煙草　野荷花各十錢

右水煎醮布乘温熨熬肛門

○赤痢　下血

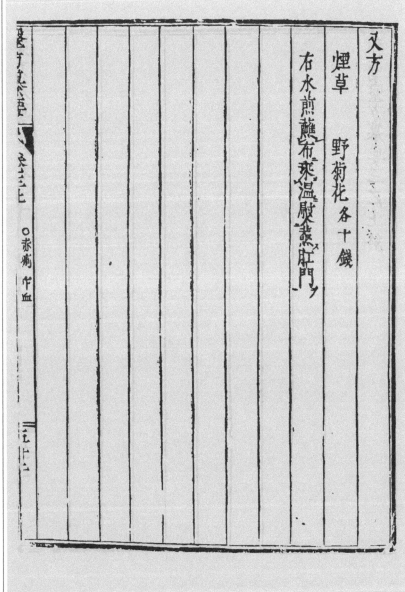

和蘭醫方纂要三之上終

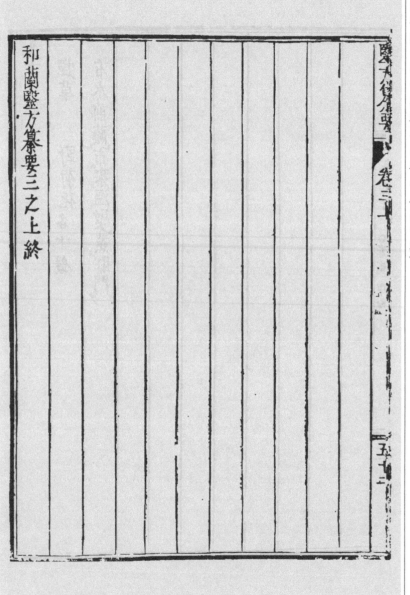

春和樓藏

明治五壬申晚春閲

石峯學士穀

和蘭醫方纂要三之下

病門目次

崩漏 脫血

姙娠 產

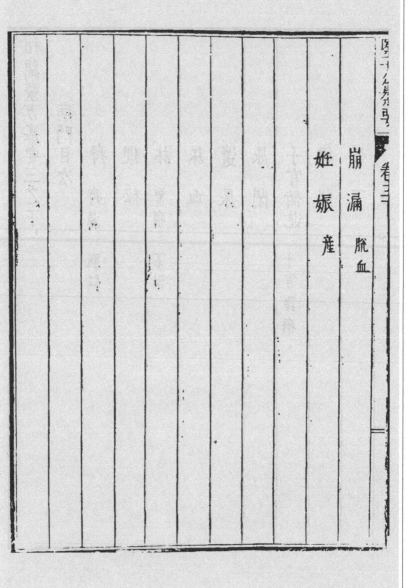

和蘭醫方纂要三之下

美濃　大垣　春齡菴江馬元弘　譯

痔　痔漏　脫肛

夫痔有內外之別內也者血液腐敗聚滿於肛內直腸之細絡爲焮痛赤腫也外也者血液腐敗聚滯於肛外之血脈支別腫起作核佁如莓實痛痒濕爛

內痔出血者其色黑爲粘稠外痔者其色黯淡爲稀薄

內痔出血爲閉塞則發憂鬱病及肝臟諸病又患肝臟諸病憂

鬱病爲內痔出血則有大益

發狂內痔出血過多者不日復故之候也於發狂熱亦然

脬病爲內痔出血者尋可治之候也

胸腸痛肺藏欬痛外痔出血過多者吉兆也不日向康復

痔漏者肛邊生癰膿血流出膿孔穿臀貫腸不斷漏泄乎稀水汚液也

脫肛者直腸之細絡與括約筋爲弛縱爲麻痺突出肛外也其因下利久不止或赤痢後重或便秘努責所致也

治諸痔出血不止

阿仙藥三十二錢　燒酒三百二十四錢

右入壺內密封烈日曝之每時轉旋布漉去滓飲下

治諸痔焮痛赤腫

硫黄花一錢　雞子黄一箇　野菊花油二錢

右攪勻塗肛門

又方

蛇脫皮燒爲末和牛酪塗之

又方

阿片一錢　雞子黄一箇

右和勻塗之又和軟膏貼之亦可

又方

石灰水加龍腦少許蘸綿布熨患部

又方

白萵苣和胡麻油杵爛如膏塗之

又方

雞子白一箇　膽八樹油二錢　牡蠣二錢為末

右和匀塗之

又方

雞子白一箇　砂糖一錢　胡麻油四錢

右和匀塗之

又方

雞卵油二錢　篤耨香　硫黄花各一錢

龍腦五分為末

右和匀塗之

又方

葱一味杵爛浸胡麻油文火煮作膏塗之

治痔疾脫肛下血

麒麟竭　珊瑚　赤石脂　明礬各一錢

右爲散以薔薇花露水送下

又方

硫黄一錢　琥珀五分

右爲末和白蜜白湯送下

治脫肛諸痔

煙草葉八錢杵擣　猪脂四錢　龍腦一錢爲末

右和匀貼之

又方

煙草葉三握　水二百錢

右煎布漉乘温蒸肛門

又方

獨活四錢　石榴皮二錢

右二味醋煎洗之

治脫肛子宮突出

榅桲一味水煎乘温蒸患部

脫肛因赤痢便秘者此方主之

野菊花　椄骨木花　茵蔯各一握　茴香八錢

右酒煎加人乳汁三分之一乘温蒸潟之

又方

月季花十錢　醋三十二錢　水九十六錢

右煎浸布來温蒸之

又方

乳香　篤褥香　番瀝青各四錢

右件和勻置炭火上薰肛門

又方

松脂爲末布片包定浸胡麻油推入直腸又撒炭火上薰肛門亦可

又方

牛酪四錢　硫黄花二錢　龍腦一錢爲末

雞子白一箇

右和勻塗之

去肛門瘙痒

車前草露水和明礬末少許洗肛

治痔漏脫肛

鉛粉爲末醋浸一宿和膽八樹油少許塗之

又方

馬蹄撒炭火上薰肛門

治痔漏久不愈者之方

接律殺沒曾律匪坑和燒酒塗之

治痔漏膿孔深蝕多腐肉者之方

没藥二錢爲末　蘆薈一錢爲末　燒酒七十二錢

右和匀冷温任意以水銃射腸中及臓孔、

治内痔腫痛汚血壅満者捕水蛭安于肛邊使吸出惡血大効

醫學六要 卷三

五

便秘

便秘者有因多血粘液或酷厲液風氣者或有因腸中乾燥及衰弱者

治便秘因多血粘液酷厲液者之方

牽牛子　鬼茉莉根各三錢　酒石鹽二錢

右爲末白湯送下

又方

旋奈葉四錢　茴香二錢

右水煎一二沸濾過飲服

又方

旋奈葉十六錢　鬼茉莉根　骨碎補

茴香各四錢

右爲末以葡萄酒送下

又方

乾葡萄二十四錢　鬼茉莉根　牽牛子各六錢

酒石鹽四錢

右擣羅爲末以薔薇花露水飲下

又方

白桃花含利別四錢　大黄爲末　蘆薈爲末各一錢

右調和白湯飲下

又方

胡麻油二十四錢　焰硝三錢爲末　蜜十二錢

右攪匀以水銃射腸中

又方

石鹼十六錢　麥酒八十錢

右攪匀以水銃射腸中

治便祕因風氣及衰弱者之方

鬼茉莉根二錢爲末　大黄一錢爲末

丁香油十滴　燒酒六十四錢

右攪匀飲下

又方

肉桂　茴香各四錢　大黄二錢　砂糖一錢

右爲末白湯送下

又方

茴香露水八十錢　食鹽十六錢　雞子黄二箇

右攪和以水銃射腸中

又方

煙草水煎取八十錢和雞卵二箇以水銃射腸中

又方

薔薇花露水百錢　胡麻油三十錢　食鹽十五錢

右攪和以水銃射腸中

治小兒腹滿便秘

旋奈葉四錢　乾葡萄三錢　肉豆蔻二錢

右搗篩爲散以温酒送下

又方

鬼茉莉根一錢爲末　肉豆蔲七分爲末

茴香露水十二錢　燒酒六錢

右攪匀飲下

又方

蘆薈　牽牛子各一錢

右爲散糊丸白湯送下

又方

大麥煎汁十六錢　食鹽三錢　牛酪四錢

右和匀以水銃射腸中

又方

鬼茉莉根一錢爲末　茴香露水二十四錢

右攪勻飲下

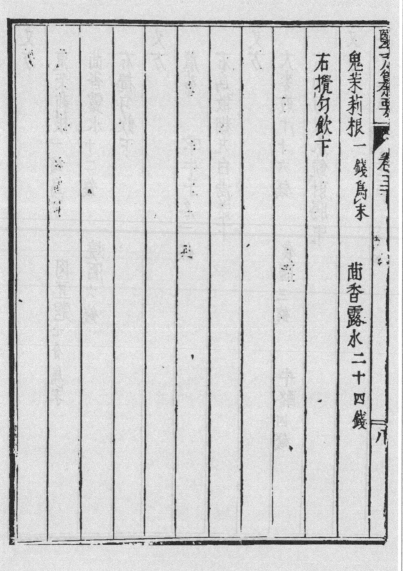

淋　腎痛　石淋

淋者自尿道機栗律滴滴不斷流出乎稀水粘液小便澁痛無以痒欲去不去不去復來

○腎痛者腎藏薄膜與神機經爲焮熱爲疼痛也其痛初起于腰引臍腹及陰處蓋此證有因焮腫者有因石淋者又有婦人因子宮衝逆者

○石淋者血中爲土質之物與鹹液相聚雜油與鹽而成也蓋其物生腎鉢輸諸膀胱從尿道而出來其石有圓者有扁者有長者有短者有硬者有軟者有滑澤者有糙澁者有枝岐者其色有赤有黑有黄有灰白又取其石爲末則恰如赤石脂末之狀也

淋痛久不愈吐下者必自疝而發起

淋痛不可忍者生石之兆也多自疝而發起

勞力作强之人夏時多易發淋痛尿血

孕婦淋痛久不愈者必墜胎否者死胎之兆也

腰痛如斷壯熱煩渴惡心嘔吐小便淋瀝熱瀉其色赤且帶惡臭者腎痛因嗽腫之候也

腰痛不可忍嘔吐惡心股胯痳痺小便澁痛其色帶赤且尿壺中生粘液及如細毛者腎痛石淋之候也

腎痛因粘液者小便白色多粘濁

腎痛淋痛多自疝而發起

當脇骨股骨而太熱重痛惡心噯氣嘔吐吃逆四肢厥冷惡寒

發熱小便熱澁者腎藏焮痛熱膿之候也

腎膀胱之諸患於老人難治

腎痛因子宮衝逆者小便通利過多其色顯淡不熟

腎癰者可知險證也又因子宮衝逆者雖不至危難治

患腎痛石淋憂鬱病發痔血者吉兆也

溺面浮泡沫者腎痛歷久不愈精力衰憊之候也

患石淋者多耳聾在自疝而發者則無有之

患石淋者口舌乾燥引飲過多

石淋腎痛年高者多患之幼弱者少患之

石淋疼痛歷久不愈發熱嘔吐身體消削者可知險證也多兼

尿閉或神機經病遂致不救

石淋四肢厥冷津々冷汗出尿閉涓滴不得者死

腎藏生石其形岐分其質堅硬者險證百出遂至殞命

石淋有睾丸攣縮或鈌破者

石從腎藏而來者其色赤黃

石從膀胱而來者其色灰白

石生膀胱而大者當會陰肛門覺重墜

石淋者其尿清澄而通利少或小便如血且砂石沈着壺底

小便通利過多浮油者石淋或急卒病之兆也

石淋其尿稀薄如水利細砂小石其色赤者不日復故然其尿稠濁者延綿難治之候也

小便淋瀝火熱茎中腫痛因辛峻液者此方主之

亞臘卿藥均 四錢　甘巴旦杏 三錢　砂糖 二錢

右擣羅爲散以大麥煎汁飲下

又方

篤耨香 四錢　大黃 二錢爲末　砂糖 四錢

右和匀爲丸白湯送下

又方

蜀葵根 八錢　甘草 四錢　麻人 二錢

右三味以大麥煎汁百九十二錢蜜十六錢煮布濾去滓和

焰硝末 二錢飲下

又方

膃八樹油　胡麻油 各八錢　砂糖 隨宜

右攪勻飲下

又方

沃君栗嚝吉栗　焰硝各三錢　龍腦一錢

右為散白湯送下

小便淋瀝因血熱者此方主之

焰硝三錢為末　大麥煎汁三十二錢

右和勻飲下

又方

三七草根　金剛刺根各十六錢　無花果七顆

右水煎漉過取二百二十四錢加連錢草露水二十四錢

勻飲下

又方
石灰百錢水一外相和文火徐々煮下火待冷取澄汁以紙
濾過加砂糖飲下
膿淋雜血莖中腫痛睪丸攣縮者此方主之
篤稺香八錢　蓱蓬草根爲末　甘草爲末各四錢
右攪和爲丸白湯送下
又方
篤稺香四錢　鹿角屑三錢爲末　蓱蓬根爲末
蚤休爲末各二錢
右攪和爲丸以大麥煎汁化下
又方

乳香四錢　阿仙藥二錢

右爲散白湯送下

治膿淋血淋莖中燃痛

薔薇花露水　車前草露水各三十二錢

鉛白砂五分

右攪匀以水銃射尿道

又方

大麥煎汁　人乳汁　薔薇花露水各十六錢

右攪匀以水銃射尿道

又方

鵲嶇蔑草露水十六錢　拔日栗埒膏二錢

雞子白一箇

右和匀以水銚射尿道

治腎痛小水淋瀝及膀胱諸患

蜀葵根　甘草各十六錢　蜀葵葉三握

地楡四錢

右四味水煎去滓加砂糖百錢慢火熬爲舍利別白湯送下

又方

茼蒿花　接骨木花各五錢　杜松子三錢

右水煎濾過去滓加阿片少許飲下

腎痛因汚液者此方主之

沃君栗癠吉栗三錢　焰硝錠二錢　泊夫藍五分

右爲散和杜松子油二十滴白湯送下

又方

撥律殺沒醋把乙巴二錢 雞子黃一箇

大麥煎汁六十四錢 砂糖四錢

右攪勻飲下

腎痛石淋因粘液者此方主之

杜松子 大麥各十錢

右水煎漉過去滓加噎福栗醋末六錢攪勻飲服

又方

香橙自然汁十六錢 肉豆蔻二錢爲末

沃君栗曠吉栗一錢爲末 砂糖四錢

右調和飲下

又方

亞臘邲藥坳六錢　砂糖三錢

右為散白湯送下

又方

拔律殺没酷把乙巴和砂糖白湯送下

又方

肉豆蔻二錢　雞卵殼　琥珀各三錢

石鹼二錢

右為散白湯又人乳汁送下

治腎痛石淋尿血

蜀葵根　大麥　甘草各八錢　罌粟殼六錢

右水煎去滓以牛酪十六錢和勻飲下

治石淋腎痛膀胱痛腰痛

篤耨香四錢　肉豆蔻爲末　砂糖各一錢

右和勻爲丸以大麥煎汁飲下

又方

篤耨香一味爲丸甘草末爲衣以蜀葵根煎汁送下

利小便去酸液下砂石

蜀葵根　錦葵葉各三錢　赤小豆二十錢

無花果三顆　大麥十六錢　甘草六錢

右水煎漉過去滓飲服

治結石在膀胱抑壓尿道小便不利

火焰菜自然汁六十四錢　枸櫞自然汁

巴旦杏汁各三十二錢　砂糖二十二錢

燒酒五十六錢

右攪匀飲服

治石淋小便不利或水腫

蜀葵根　甘草各八錢

右水煎去滓以焰硝末亞臘邲藥坷末各二錢攪匀飲下

石淋因腐壞液者此方主之又治肺藏諸患

山歸來　三七草根　蜀葵根　甘草各四錢

連錢草　龍芽菜　芸香各一握　無花果六顆

乾葡萄八錢　胭脂草花半握　茴香六錢
右水煎漉過以沃君栗曠吉栗末四錢攪勻飲下
又方
乾葡萄　大麥　茴香　甘草各四錢
右水煎濾過去滓飲服
治石淋腎痛水銃方
蜀葵根　芸香　茼蒿花各半握　茴香二錢
右水煎漉過加蜜十六錢膽八樹油十錢攪勻以水銃射尿道
又方
野菊花煎汁　人乳汁各二十錢　蜂蜜十錢

右攪勻以水銃射尿道

治石淋腎癰膀胱癰小便不利莖中焮痛

茴香露水六十四錢　篤耨香四錢　雞子黃二箇

右攪勻以水銃射尿道及直腸

又方

茴香　蜀葵葉各一握　獨活四錢

右水煎取六十四錢以芸香露水二十四錢食鹽二錢攪勻

以水銃射直腸

又方

牛乳汁六十四錢　食鹽四錢　巴旦杏油八錢

右攪勻來溫以水銃射直腸

又方

車前草露水三十二錢　蘆薈一錢為末　龍腦五分為末

右攪勻以水銃射尿道

又方

雞子白一箇　人乳汁十錢　榲桲二錢為末

赤石脂一錢為末

右攪勻以水銃射尿道

治腎痛石淋腰痛

葱一味爆盛布囊乘温熨熱痛處大效

尿血

尿血者有因酷厲液者有因痔血月水之閉塞者有因腎膀胱之缺損者

尿血兼腰痛者從腎藏或尿道而來

尿血兼小腹絞痛者從膀胱而來

過房後小便雜血者可知發險證也

腎膀胱之病小便黑色全身發熱者惡候也

小便白濁血爲片塊帶眞氣者從膀胱及尿道而來其證小腹絞痛引于會陰股胯又婦人如此證其血沈著壺底者月經自子宮絡隨小便通利而漏來之候也

尿中見如細毛者酷厲液填滿腎藏之候也

尿血因酢厲液腎絡破綻者此方主之

篤耨香 四錢　雞子白 三箇

右和勻溫酒或白湯送下

又方

石鹼 八錢　沃君栗曬吉栗　硫黃花各二錢

右爲末糊丸空心白湯送下

治尿血

大麥　蜀葵根　甘草各八錢　罌粟殼 五錢

右水煎漉過去滓加牛酪八錢攪勻飲下

又方

車前草爲舍利別白湯送下

又方

車前草 三握　榲桲 四錢　砂糖 三錢

右水煎去滓和大麥煎汁三分之一飲下

又方

石榴皮 二錢　赤石脂 一錢　阿片 三分三厘

右為散白湯送下

小兒尿血不能服藥者此方主之

葡萄汁 八錢　蘆薈 四錢為末　牛膽 二錢

右攪和攤棉布敷心下及臍上

遺尿

遺尿者不覺小便通利也其所因膀胱與尿道之括約筋爲衰弱故也又有因酷厲液或石淋者失氣昏冒眩暈癲癇搐搦咳嗽等證多遺尿又汚液填滿頭腦遺尿者難治

諸般酷烈病大便自利遺尿者精力衰憊之候死在旦夕矣

膀胱尿道之括約筋爲衰弱遺尿者此方主之

明礬　砂糖各六錢

右爲散和人乳汁飲下

又方

阿仙藥三錢　水三十二錢

右煎沸濾過空心飲服

又方

橡葉 車前草各一握 月季花半握

右件水二百六十四錢煎至百八十錢為度蘸布來溫熨小腹及陰處

尿閉

尿閉有真假二證所謂真也者謂膀胱及尿道爲閉塞不得通利也假也者謂腎鉢失度或自腎傳輸諸膀胱之水管爲物所障碍而不得通利也蓋其證壯熱發汗頭痛耳鳴口渴引飲四肢倦怠不寐譫語小腹緊滿渾身浮腫大便秘結

真證者易治然至其甚則遂致不救

真證者當下腹隱處爲腫脹假證者否

假證者渾身發汗帶惡臭

假證必無腰痛若無之者腎鉢細絡爲麻痺之候也

假證發吃逆昏冒搐搦且冷汗出者死在旦夕矣於真證亦然

開腎膀胱閉塞利小便

杜松油　琥珀油各五滴　篤耨香油七滴

右和匀白湯送下

又方

亞臘咇藥均四錢　焰硝二錢

右爲散白湯送下又癥毒初起用之尤効

又方

琥珀油四滴　浂君栗曠吉栗五分爲末

右和匀温酒送下

又方

浂君栗曠吉栗爲末　大黄爲末各一錢　琥珀油六十滴

右和匀白湯送下

又方

雞卵殼燒爲末温酒送下

又方

鵝腦陰乾爲末温酒送下

治尿道衰弱小便不利

洎夫藍爲末蜂蜜和匀白湯飲下

又方

月季葉爲舍利別和雞子黄飲下

尿閉因酷厲液者此方主之

杜松木皮 水煎布漉文火煮作舍利別十錢　鬼茉利根爲末四錢

肉桂爲末　胡蘆巴爲末各三錢　大黄爲末二錢

○尿閉

砂糖六錢

右擣勻白湯送下

又方

篤耨香四錢　白膽礬一錢

右和勻爲丸砂糖湯送下

尿閉因石淋膿淋者此方主之

篤耨香八錢　甘草爲末四錢

右和勻爲丸以茴香露水送下

尿閉因搐搦者此方主之

瞿粟殼煎汁和人乳汁飲下

治尿閉

野菊花 二十錢　雞卵 二箇　没藥 爲末四錢

右和勻盛布囊入沙鍋內酒煮取出乘溫熨蒸小腹腰背

又方

葱根杵爛和猪脂雞卵塗小腹

又方

石腦油和燒酒塗小腹

婦人尿閉諸藥無効者此方主之

錦葵葉　茴香　連錢草 各十錢

右水煎漉過加人乳汁三分之一乘溫蒸小腹又以水銃射

尿道亦可

子宮衝逆 附子宮諸病

子宮衝逆之為病顏色不常頭痛眩暈神志鬱重四肢倦怠多夢不交睫呼吸短促胸脇苦悶心悸怔忡左脇偏痛而引右脇腹內脹痛腰脚攣急惡寒發熱其脈不均或沈微或洪大至其發之甚則大率與癲癇無異

勞力作強者少患之

此證發噫放屁者良候也又施噫藥發噫者吉兆否者惡候也

處女患此證則宜求嫁多治

孕婦發此證則必至危急多易流產

產後發此證則必至危急多致不救

治子宮衝逆腹滿攣急

野菊花　零陵香　茴香各三錢

右水煎一二沸濾過飲服

又方

香橙皮露水三十二錢　麒麟竭一錢爲末

麝香二分

右調和飲下

治子宮衝逆强頭腦益精氣

肉桂露水三十六錢　安息香一錢爲末

麝香二分

右調和飲下

治子宮衝逆搐搦不張

鹿角精白湯點服

又方

鹿角精　琥珀油各十滴

右和匀白湯送下總揮發香臭之劑爲要

又方

剛鐵屑

右一味爲散白湯送下

子宮衝逆脾閉胃虛生風氣者此方主之

丁香太陽煎百錢　膽礬精一錢五分

右攪匀飲下毎服自十滴至二十滴

丁香太陽煎方　丁香十六錢燒酒二百六十四錢入壺内

固封烈日曝之布濾收貯

○子宮衝逆

治子宮衝逆腹滿攣急眩暈頭痛

丁香露水百二十八錢　阿魏十六錢為末

右入壺內固封烈日曝之濾過飲服

治子宮衝逆便秘腹滿

阿魏四錢　没藥　石鹼各二錢　蘆薈一錢

右為散蜜丸白湯嚥下

治子宮衝逆苦惱腹滿及子宮諸病開閉塞且臨產遅努張之熱

龍膽　良姜　杜松子　没藥各四錢

獨活二錢　肉豆蔻一錢五分　洎夫藍

龍腦各一錢　酒石鹽六錢

右為粗末入壺內投燒酒二百錢固封置溫處布濾去滓飲

服

治子宮衝逆

亞臘卯藥均十二錢　龍腦一錢　砂糖八錢

醋百二十八錢

右件先以燒酒六七滴和龍腦摩研又亞臘卯藥均水溶次

下餘藥攪匀飲服

治子宮衝逆經水不來

藿香　野菊花各十錢

右剉盛布囊入鍋内水煮取出乘温熨腹上

治子宮衝逆腑藏閉結

野菊花八錢　茴香六錢

右二味水二百錢煎減三分之一爲度以水銃射陰門中

又方

艾葉　野菊葉　紫蘓葉　芸香各一握

獨活子　胡蘿蔔子各八錢

右水煎漉過取百二十錢加芸香油八錢篤耨香二錢和匀

蘸布罨熨小腹及陰門

又方

芸香油八錢　篤耨香二錢　龍腦一錢

右和匀塗紙撚條揷入陰門或攤棉布貼臍上

又方

硫黄灰攪炭火上燒薰入鼻中

又方

胡桝爲末吹入鼻中發嚏爲良煙草亦可

治子宮諸病開閉塞

芍藥　琥珀　没藥各八錢　良姜六錢

月桂葉　丁香各一錢　龍脳　泊夫藍各五分

右剉入磁器内投酒三百六十四錢熱灰上置引出薬氣布

漉去滓飲下

又方

細辛一味水煎漉過加鐵粉末少許飲服

治子宮諸病

杜松子　茴香各八錢

右水煎一二沸濾過飲服爲婦人諸病之要藥

又方

琥珀 大陽煎尤効 方見中風門

治子宮癰腫及血塊

骨碎補 菫菫菜各二錢 梅肉 大黄各一錢

右水煎一二沸濾過飲服

去子宮惡液粘液散風氣

土青木香六錢 沒藥三錢 胡椒一錢

右爲散白湯送下

又方

蜀葵根八錢 蚤休三錢

右水煎一二沸濾過飲服

治子宮結硬或癰腫癌腫

龍腦五分爲末　殺律亞律没牟亞失三分

海鹽水八十錢

右攪勻以水銃射子宮内

又方

酯八十錢　鉛白砂　龍腦各一錢

右攪勻以水銃射子宮内又浸布來温罨熱小腹亦可

又方

薔薇花露水三十二錢　雞子黃一箇　鉛白砂一錢

右攪勻以水銃射子宮内

○子宮衝逆

治子宮水腫

殺律亞律沒年亞失三分　泊夫藍五分

右爲末白湯送下

治子宮挺出

無花果　胡蘆巴　大麥各十錢

右水煎漉過浸布夾溫蒸濕腹上及陰戶

又方

石榴花爲散摻患部

又方

榅桲　罌粟殼各等分

右水煎浸布夾溫蒸陰戶

經閉

經閉者有因血液不足者有因多血粘稠者有因粘液閉子宮絡者有因子宮口閉結者其爲證面色青白四肢懈惰惡心嘔吐飲食無節或嗜異味喫泥炭飯血吐血牙齒痛心下痞滿腹脹攣痛

經水不來則大便必秘結

經水初來也雖隨風土由性質而異期大率其歳始於十三十四十五十六終於四十六四十八五十五十一歳

處女壯婦雖月水多寡不同大率其量自百二十才八錢至百四十八錢爲律

月水將來之期處女於月上弦壯婦於中旬老婦於下弦

處女其血薄而少壯婦清而多老者稠而粘

健康者其血一行大率自十錢至十二錢

壯婦無子經水不來者大率患衄血吐血尿血痔血

勞力作強者雖經水不來無大害

經水將來不來者腰脚疼痛陰戶攣急或小腹膨脹雷鳴放屁

是子宮經脈閉塞不循環故也

經閉瘦婦則因血不足肥婦則因血粘稠

因子宮口閉塞而經水不來者小腹痛引腰脚臨交接佳境經

血與精液共逆來必發眩暈惡心嘔吐心煩不寐

治經閉腹滿脹痛

肉桂　没藥　各八錢

右爲末白湯送下

又方

鐵粉八錢　沒藥四錢　琥珀二錢　丁香一錢

右爲末白湯送下

又方

鐵粉十錢　沒藥五錢　砂糖二錢

右爲散白湯送下

通月水去汚液粘液

接骨木嫩葉八錢　洎夫藍一錢

右酒煎飲服

治經閉水腫諸般閉塞

○經閉

鐵粉百錢　酒石鹽六十四錢

右爲散以雨水三百二十四錢和匀入鍋内煮攪轉不住手布漉去渣澄清黑膜生上面爲度和砂糖百錢文火徐徐煮稀稠得所白湯送下

通經水治腹滿攣急

鐵粉八錢　肉桂二錢　丁香一錢

右爲散温酒送下

通經水去惡血

没藥　琥珀各四錢　殺律亞律没年亞失三分

右爲散以肉桂露水送下

又方

鐵粉八錢　生姜　砂糖各四錢

右爲散温酒又白湯送下

又方

鐵粉八錢　肉桂　肉豆蔻各二錢　砂糖三錢

右爲末温酒送下

又方

鐵粉八錢　肉桂四錢　大黄二錢　砂糖四錢

右爲散白湯送下

又方

茵蔯　野菊花各半握

右剉酒二百六十錢浸一宿漉過去滓飲服又加泊夫藍二

分亦可

治經閉水腫閉肝脾閉塞

鐵粉十六錢

右一味爲末燒至赤色爲度加硫黄八錢以鐵匙攪和不住手硫黄全化至赤色爲度下火待冷爲散白湯送下

治經閉坐藥方

蘆薈四錢　沒藥二錢　噎福栗酷三錢

右爲末蜜丸肉豆蔻之大插入陰門

帶下

帶下者自子宮口不斷泄出乎稀水粘液也此證歷久不愈則顏色灰白飲食不進惡心懊憹身體懈惰眩暈頭痛肌肉消削太便或下

稀水粘液爲黃綠色陰戶生癰者深汚瘀毒之徵也

白帶下雜黑濁液或粘液或血帶惡臭流出者血液腐敗或癥毒之徵也

白帶下者不拘年齡處女寡婦又無孕者多患之

勞力作强者患此證少閑居安逸者尤多患之

姙娠雙胎者多患之

小便見如白鱗屑者白帶下之候也

小便見白線條或小便白色稠涎沈著壺底者白帶下又子宮脆弱之候也

小便黄色或緑色見白線條者白帶下之候也又其尿不止者淋癥毒發帶下之候也

治白帶下遺精

琥珀　麒麟竭　鬼茉莉根各二錢

右搗篩爲散白湯送下

又方

琥珀太陽煎尤效方見中風門

治白帶下

藿香露水三十二錢　大黄爲末　鬼茉莉根爲末各二錢

右攪匀飲下

又方

篤耨香四錢　大黄爲末　砂糖各二錢

右和匀爲丸白湯化下

治帶下陰戶痒痛

野菊花　藿香　大麥　蛍休各四錢

右水煎去滓加枯礬末三錢浸布來温熨陰戶又以水銃射

陰門又加石灰水十二錢亦可

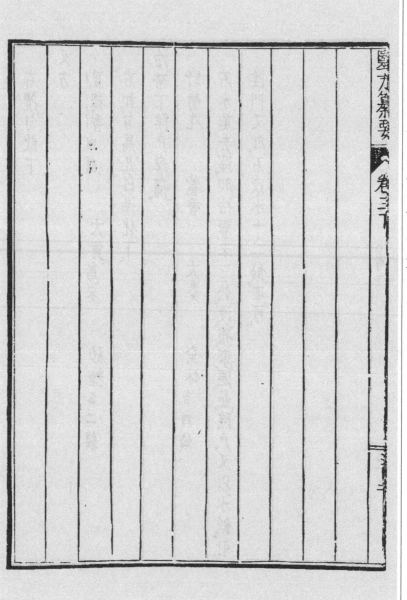

崩漏 附脱血

崩漏之所由起有因多血粘稠者有因血薄少粘者或有因子宮絡衰弱失機者大率其證顔色灰白或青或白皮膚失澤全身浮腫精力虧脱失氣眩暈心悸苦悩肌肉消削

崩漏脱血因多血粘稠者此方主之

車前草葉 五握

右一味以大麥煎汁煮去滓加砂糖少許飲下

又方

車前草 蚤休各四錢

右爲散温酒送下

又方

麒麟竭二錢 琥珀 車前子 蚤休各七錢

阿片五分

右爲散以月季花露水飲下

又方

月季花并葉八錢 膽礬精一錢 滾湯二百五十錢

右浸一宿去滓加砂糖十六錢入壺內固封貯之

崩漏脫血及經行過多因血薄少粘者此方主之

罌粟殼 地黃各六錢

右水煎漉過去滓加麒麟竭末一錢龍腦五分薔薇花露水

二十六錢攪勻飲服

又方

乳香　赤石脂　鐵粉各二錢　龍腦

鉛粉　沃君栗曠吉栗各一錢　鉛白砂二分

焰硝錠一分七厘

右爲散白湯送下

又方

明礬　阿仙藥各三錢　石榴皮六錢

右爲散白湯送下

又方

山茱萸六錢　榲桲三錢　砂糖二錢

右水煎一上一下沸漉過去滓飲服

又方

〇崩漏

阿仙藥十錢　乳香　沃君栗曠吉栗各一錢

龍腦五分　阿片三分

右爲末白湯送下

又方

阿仙藥一味水煎去滓飲服

又方

明礬三錢爲末　月季花舍利別八錢

香橙皮舍利別四錢

右和勻白湯送下

崩漏脫血因子宮絡虛弱者此方主之

麒麟竭　赤石脂　珊瑚　明礬各一錢

泊夫藍　龍腦各五分

右爲散以月季花露水送下

又方

泊夫藍一錢　阿片七分

右二味浸燒酒布漉去滓飲下

治崩漏脫血

取冷水和醋三分之一蘸布每時數隂戶

姙娠 附產

流產者其一在質其二在胎其三因疾病其四因外傷蓋質也者謂強實多血或虛弱多粘液也胎也者謂胎氣虛脆或胎動不安也疾病也者謂惡液病寒熱病焮痛赤痢下血勞瘵咳嗽噴嚏搐搦也外傷也者謂打撲缺損自高墜下或驚愕忿怒悲憂或用通汞劑峻下劑也

交接之後發齒痛者姙娠之兆也

經閉惡寒振慄惡心嘔吐者姙娠之兆也

試驗姙娠之法蜜水相和服之爾後發腹痛者姙娠之兆也否者非

流產不累月者輕易治累月者重發險證

嘔吐噴嚏咳嗽或大音叫號或高舉手或荷重或聞異臭則多

易流產

登圊便祕努責或裏急後重者易流產

流產後發搐搦者必死

孕婦患酷烈病則必死

孕婦陰戶生癰者宜早從事於治臨產必發險證

孕婦小腹及陰戶氷冷每時振慄顏色青白者死胎之兆也

孕婦睡中乳汁自流出者死胎之兆也

孕婦患白帶下且泄出粘稠液其色黄帶惡臭者多易流產

孕婦月水漏來者安產之兆也可知胎氣充實也

孕婦乳汁滴出者胎氣脆弱之兆也然乳房堅硬者胎氣亦充

實之兆也

孕婦心悸動發熱眩暈氣乏者胎氣虛弱或死胎之兆也

胎氣虛弱與死胎者可知易產於充實者也

孕婦小腹及腰脚氷冷腹内重墜且從坐卧動履而胎動移轉

横骨痛引亂蹼眩暈昏冒大便祕結顏色黲淡眼膜鉛色乳房

低下或自子宮而泄出粘滑汁或血或惡臭物者死胎之兆也

孕婦心悸動頭痛者宜刺肘絡瀉血必不可刺脚絡

孕婦大便祕結小便不利者宜施水銃法通尿劑

孕婦常用之使易產之方

肉豆蔻　肉桂　十角　白瑪腦各一錢

右爲散温酒送下

〇妊娠

治惡阻病嘔吐惡心

肉桂露水　藿香露水各十六錢　枸櫞汁十二錢

香橙舍利別八錢　乳香二錢爲末　膽礬精八滴

右攪勻飲下

又方

月季花　藿香　砂糖各一錢　香橙皮

草豆蔻各一錢五分　石菖根二錢

右爲末以枸櫞汁八錢榅桲舍利別六錢攪和飲下肉豆蔻

之大日五六次

又方

香橙皮　枸櫞皮　石菖根　榅桲各三錢

右水煎一二沸濾過去滓飲服

又方

藿香露水　枸櫞汁各六錢　膽礬精三滴

右攪勻飲下

去臨産腹痛催生

百合花露水二十四錢　肉桂四錢爲末

泊夫藍一錢爲末

右攪勻飲下

又方

肉桂　没藥　泊夫藍各一錢

右爲末溫酒送下

又方

土青木香一錢　沒藥　胡椒　㳅夫藍各五分

右爲末溫酒送下

又方

乳香　沒藥　琥珀各八錢

右爲粗末燒酒浸一宿絞去滓飲服

又方

禹餘糧

右一味爲末飲服強隔膜之力逞努張之勢

治臨產嘔逆不止

榲桲六錢　肉桂三錢　砂糖一錢五分

右水煎兩三沸濾過飲下

又方

良姜八錢　香橙皮六錢　榅桲四錢

右水煎一二沸濾過飲服

又方

雞卵一箇和酒以冷水嚥下大効

去耳坑痛下惡露

芍藥花露水　接骨木花露水各三十二錢

没藥四錢爲末　龍腦一錢爲末

右攪勻飲下

又方

月桂實并葉搗羅爲末溫酒又白湯送下

又方

芸香露水　茴香露水各十六錢　月桂實爲末

白芥子爲末　生姜爲末各四錢

右攪勻飲下

又方

胡椒四錢

右爲末取雞卵二箇相和盛布囊入鍋內蒸之取出乘溫敷

腹及臍大効

下胞衣去惡露

蜀葵根三錢　肉桂二錢

右水煎二十沸濾過飲服

又方

肉桂三錢 泊夫藍一錢

右爲末酒服又肉桂露水和泊夫藍末或琥珀末少許飲下

又方

鰻鱺肝陰乾爲末温酒送下

胞衣不下者施嚏藥大効

治產後乳頭破裂

糊和砂糖文火煮攤布帛貼患處

又方

雞卵油和沒藥末傅之

又方

拔律殺沒酷把乙巴塗之

乳房不和乳汁難利者燒酒隔火煮爽温熨乳房又温手時々

捻和乳房

乳汁不利者此方主之

茴香四錢　水晶　蕪合香各二錢

右爲末白湯送下

又方

茴香燒酒浸一宿絞去滓空心飲服

預防流產方

焰硝四錢爲末　大麥煎汁二十四錢

蜂蜜十二錢　醋十錢

右攪匀飲下

又方

榅桲舍利別十二錢　肉桂為末　砂糖各二錢

右和匀白湯送下

又方

肉豆蔻　肉桂　砂糖各四錢

右為散白湯送下孕婦血實強壯者宜刺肘絡瀉血一

又方

月季花舍利別八錢　麒麟竭為末　珊瑚為末各一錢

右和匀飲下

産前便秘者是因胎子推盪直腸此方主之

硫黄

右一味爲散白湯送下除腹熱利大便

又方

人乳汁六十四錢　胡麻人油三十二錢

右攪和以水銃射直腸

和蘭醫方纂要三之下終

壽和樓庫書

明治五壬申晩皆閲

石峯處士毅

和蘭醫方纂要卷之四

病門目次

瘟疫

熱病

癰疾

痘

失茍律陪君病

痛風　脚氣

癥瘡

癩病

疥

癬

癰腫　赤腫　金創　結硬腫　粘液腫　蝦腫　凍瘡

湯火傷

狂犬咬傷　蠱毒

閃挫　打撲　竹木刺

補虛

和蘭醫方纂要卷之四

美濃　大垣　春齡菴江馬元弘　譯

瘟疫

夫瘟疫之爲病也天地間有非時不正之酸敗氣自腠理而侵入則著于皮裏機栗律從呼吸而遊溢則客于心肺二藏從飲食而傳襲則深于膽汁乳糜液其所侵之部各雖不同及其發病總是散漫血中而傳注固形諸部流動之血乃爲之腐敗遏行之機因而阻礙故爲熱遂發凡百諸證也蓋瘟疫流行之時

有傳染者有不傳染者又傳染有遲速輕重不等是由稟賦不同與精力強弱也其證惡寒振慄壯熱如燒頭痛腰疼眩暈昏冒衄血吐血舌胎黑或白且著粘液太渴引飲氣息惡臭嘔吐吃逆煩悶不寐甚則搐搦掣引上竄直視眼目荒然恰如死人呼吸促迫津々冷汗出手足厥冷大小便自利其脈沈數或不均或結促

於煙草鋪患瘟疫者少何則煙草能防疫氣之故也

瘟疫初起耳聾者惡候也又歷日耳聾者不日復故之候也

瘟疫發汗衄血小便通利過多者熱毒解散之兆也

瘟疫大便下利者惡候秘結者良候也

瘟疫其脈與平常不異者可知其證向險重也

疫熱劇盛眼赤如鳩眼鼻流清涕口吐黒汁舌上燥澁譫語不止者大率爲死候如此證貼發泡膏發泡者良否者必死

瘟疫當九日十日十一日十二日發斑赤色平塌者病毒熟成之徵尋向康復然發斑細小壯熱如燒小便不熟者死

瘟疫精力虚憊心悸怔忡眩暈昏冒者可知至危急也

瘟疫搐搦掣引失血下血且斑疹發于肘臂心下者惡候也

瘟疫發斑乍没乍發者可知向險重也

瘟疫發斑鉛色精力衰憊者惡候也

瘟疫疹發尿道臨通利爲焮痛者瀕死

瘟疫四肢厥冷額上鼻梁冷汗作至者瀕死

疫毒腫發於耳後咽喉焮痛妨飲下者大率不過六七日而向

死

疫毒腫發於耳後不過六時之間忽爲滿大者可知向險重也

凡發疫毒腫及斑疹而胃痛不可忍者多致不救

瘟疫小便黑色者死候也

解疫熱散惡氣

白芷　土青木香　款冬根　香橙皮各三錢

茵蔯　龍膽各二錢　蘆薈一錢

右件酒浸一宿布漉去滓飲服冷溫任意

又方

大蒜一顆　芸香　白菖菜各半握

右剉杵爛燒酒浸一宿濾過去滓飲服

又方

杜松子　代赭石各四錢

右搗篩為散蜜和白湯化下肉豆蔻之大

又方

胡桃核二顆　無花果三顆　芸香一握

右杵搗如泥和酒少許白湯送下

又方

白芷一味酒煎濾過去滓飲服

治瘟疫惡寒振慄壯熱如燒或惡性熱

白芷　款冬根各八錢　胡桃肉

芸香　野菊花各四錢

右水煎去滓飲服

治瘟疫壯熱如燒全身發紫斑黑斑飲食不進

茵蔯鹽七分　泊夫藍　龍腦各三分三厘

肉桂露水五十六錢

右攪勻飲服發汗爲佳

又方

月桂實二錢　泊夫藍七分

右搗羅爲末白湯送下

又方

白芷　菖蒲根　芸香　月桂實并葉各十二錢

右剉酒浸一宿以蒸露鑵取露水飲服

又方

白芷根　良姜各十六錢

右水煎濾過取百六十錢加肉桂露水十六錢油夫藍末一錢攪匀飲服

又方

黑泥灼的里亞加以白芷煎汁飲下

治瘟疫口舌燥涸大渴引飲

車前草露水百錢　肉桂露水十六錢

阿仙藥大陽煎十錢　珊瑚爲末一錢　鹿角精十滴

右攪匀飲下

治瘟疫壯熱煩悶頭痛如剪口渴唇焦不欲飲食

○瘟疫

白僵　薔薇花各十錢

右水煎一二沸濾過去滓加龍腦末一錢攪勻飲下

又方

焰硝二十錢　辰砂六錢

右爲散砂糖湯送下

治瘟疫惡性熱胸脇痛諸般腐壞液病

硫黄花六錢　蘆薈　沒藥各三錢

泊夫藍五分

右爲散溫酒又白湯送下又蜜丸服可

又方

蘆薈　沒藥各八錢　泊夫藍二錢

右爲粗末入硝子壺內投燒酒三百錢熱灰上置引出藥氣

去滓加硫黄精二十滴攪和飲服自三十滴至五十滴

治瘟疫嘔吐不止心腹膨滿不進飲食

茵蔯鹽一錢　藿香露水二十二錢　肉豆蔻油十滴

右攪和飲下又塗心下尤良

又方

藿香露水十六錢　肉桂露水八錢

肉豆蔻油十滴　珊瑚六分爲末

右攪勻飲下

又方

黑泥灼的里亞加一錢　茴香露水十二錢

杜松木油五滴

右攪勻飲下發豫氣吞酸爲佳

治瘟疫煩躁苦悶不能睡

葡萄酒二十錢　肉桂露水四錢　阿片一錢

右攪和飲下

又方

阿片　龍腦各七分

右爲末白湯點服

治瘟疫下血失血及胆汁腐敗

白檀　薔薇花各二錢　甘松香一錢

大麥六錢

右件以酒及醋煎布漉去滓飲服

又方

薔薇花露水百錢　膽礬精三十滴

右攪和飲下

預防傳染疫方

薔薇花露水和黑泥灼的里亞加早旦空心飲下

又方

燒酒每時塗鼻孔尤良

又方

瓦磚火燒投燒酒使其蒸氣薰蒸室中尤良

熱病

夫熱病之爲因也人身所外發之蒸氣乃天地間爲辛酸氣所壅遏不得發泄于外而鬱蒸于内由是心藏及神機經之機關失常度生粘液腐敗液及膽汁腐壞以散漫血中血液自爲滯涌粘稠留滯遂爲熱之基也蓋熱病多端略擧其目曰劇盛熱曰惡性熱曰腐壞熱曰連綿熱曰往來熱曰發狂熱是也熱病之證惡寒發熱頭痛嘔吐不欲飲食舌胎黒或白煩躁苦悶譫語狂妄大便或下其脈洪數

春時病熱則輕易治秋時病熱則重難治

熱病唇吻發瘡者尋可治之兆然發唇吻裏面者熱氣向劇盛之兆也

熱病粘液纏著牙齒者熱氣向增盛之兆也

熱病發頭眩暈掉者必至危急

熱病咽喉腫痛呼吸短促者必至危急

熱病呼吸短促者惡候也

熱病發搐搦掣引者惡候也

熱病裏熱外寒大渴引飲者必死

熱病睡中驚怖發搐搦者死期不遠矣

熱病全身見鉛色者死期在近矣

熱病無發黄水腫者惡候也

熱病初起吐下黒汁者必死

熱病耳聾不能聞忽時聞通者有必發衂血否則大便必下

熱病發吃逆嘔吐者內藏爲潰瘍或腐壞之候也

熱病粘液下利支節疼痛者惡候也

熱病診其脈患人手指振動者惡候也

熱病發頭痛胃痛惡心者有用吐劑得大効

熱病將增盛之時小便有溷濁通利過多者肌肉衰削之兆也

熱氣將解散之時溷濁多利者不日復故之兆也

熱病小便有砂子其色赤且軟者熱氣如燒消爍肌肉之候爲死徵

熱病小便雜如糠者精力虛憊之候也

熱病小便青色帶惡臭雜血者惡兆也又雜胆汁多者不日復故之兆也

熱病小便白色粘稠帶青者將變成惡性熱及水腫病之兆死

期在近矣

熱病小便清澄白色者爲惡候

熱病小便有如細碎大麥而沈者壺底者其證淹纏難治或致

不救

劇盛熱男子則多患之婦人則少患之

劇盛熱衄血者吉兆也

劇盛熱嘔吐下利發汗者其熱解散之候也

劇盛熱多變成腐壞熱或肺癰

劇盛熱顏面汗出赤色其他乾燥者瀕死

劇盛熱吐血尿血者遂致不救

劇盛熱於二日四日六日劇發者爲惡候

劇盛熱裏熱如燒外寒氷冷者瀕死

劇盛熱津々冷汗出者死

劇盛熱不能服諸飲者死

劇盛熱小便渾濁不止者必變成勞瘵

劇盛熱小便稀薄有光者發失心風痴獸之兆也

劇盛熱小便白色如乳汁者死

劇盛熱小便有渣其狀如片肉者死然小便赤有白渣者尋可治之兆也

劇盛熱小便赤色殆如漬肉水且雜血及油帶惡臭者死

劇盛熱初起小便帶黑色者良候也然頭顱疼痛小便黯色者

日向增盛之徵也
劇盛熱小便淡赤者雖淹纏歷日病毒未熟之兆也又其色赤
滓濁沈底者病毒熟成已向解散之兆也又其色灰白白滓沈
底者病毒消解尋向康復之兆也
惡性熱初起耳聾者後必至危篤其熱解散之後耳聾者向康
復之兆也
惡性熱其脈強實者良候也
惡性熱飲水即吐尋發吃逆復欲飲水者惡候也
惡性熱小便與平常不異者惡候也
惡性熱小便能熟且如雲懸于中間歷一二三日變作滓者不日
復故之兆也

腐壞熱全身發紫斑者死

腐壞熱呼吸短促胸脇彎痛且鼻梁扇動者遂致不救

腐壞熱不能眠偶就寢則煩悶苦惱者惡候也

腐壞熱其脈疾數或不均者必發撮空摸床而死

腐壞熱小便渾濁恰如牛尿裏熱如火者死期在近矣

腐壞熱小便清稀不熱者死期在近矣

治熱病惡寒振慄無汗身熱如火者之方

白芷　龍膽各八錢　茵蔯一握

右剉酒百八十錢浸一宿絞去滓飲服

又方

茵蔯　薔薇花各四錢　香橙皮　茴香各二錢

葡萄一錢

右水煎一二沸濾過飲服

又方

茵蔯　龍膽各三錢　茴香二錢　葡萄一錢

右酒浸一夜煮去滓飲服

又方

龍膽　良姜各三錢　丁香一錢　燒酒六十四錢

右浸一宿布濾去滓飲服

治熱病煩躁口燥舌黑不欲飲食

大麥煎汁二十錢　蜜八錢　醋六錢

右入鍋內煮生沫爲度加砂糖少許攪勻飲下

又方

大麥煎汁六十四錢　茴香露水二十錢

葡萄汁八錢　甘草二錢爲末

右攪勻飲服冷溫任意

又方

鹿角屑　薔薇花各六錢　砂糖二錢

右水煎一二沸濾過飲服

又方

大麥煎汁二十錢　枸櫞汁十錢　焰硝一錢爲末

砂糖二錢

右攪勻飲下

治熱病如燒煩渇下利

吉納吉納十六錢　焰硝四錢

右水煎漉過飲服

治熱病腹滿心下痞不欲食便秘

吉納吉納八錢為末　沃君栗曠吉栗一錢為末

茵蔯鹽七分　桃花舍利別十錢

右攪匀白湯送下

治熱病由膽汁腐敗者之方

酸摸根舍利別　枸櫞舍利別各四錢

罌粟殼舍利別三錢　薔薇花露水十二錢

焰硝精十滴

右攪和飲下

治熱病往來寒熱因腐壞液者之方

吉納吉納 八錢　水 二百錢

右煎至百二十八錢濾過去滓以膽礬精十二滴攪勻飲服

治熱病發作有時大便下利者之方

明礬　肉豆蔻 各四錢

右搗篩為散以車前露水飲下

治熱病寒熱往來淹纏難治

大麥煎汁 二十六錢　罌粟殼舍利別

薔薇花舍利別 各八錢　膽礬精 八滴

右攪勻白湯送下

又方

車前草露水四十八錢　薔薇花露水

枸櫞汁各二十四錢　薔薇花舍利別四錢

焰硝錠一錢　膽礬精十滴

右攪勻飲下

又方

大麥煎汁十六錢　枸櫞汁八錢

薔薇花舍利別六錢　焰硝錠二錢

右攪和飲下

治劇盛熱煩渴不食惡液留滯胃中者之方

大麥煎汁九十六錢　枸櫞汁三十二錢　砂糖八錢

右攪匀飲下

治劇盛熱往來熱兼咳嗽者之方

大麥煎汁十六錢　焰硝錠二錢

蜀葵根舍利別四錢

右攪和飲下

治劇盛熱往來熱連綿不解

硫黄精十滴 膽礬精亦可　莄莄莱舍利別四十八錢

右攪和白湯飲下

治劇盛熱往來熱諸熱病

鹿角屑八錢　三七草根四錢　樓斗菜仁二錢

右水煎漉過去滓加殺律亞律没年亞失七分攪匀飲下

治劇盛熱往來熱惡性熱

吉納吉納二十四錢 為粗末 生姜舎利別八錢

殺律亞律没年亞失一錢

右調和白湯送下

治諸般熱病惡血下利

薔薇花露水六十四錢 膽礬精十滴

右攪和加砂糖少許飲服

又方

酸模根十錢 薔薇花五錢 大麥三錢

右水煎漉過去滓飲服

治腐壞熱往來熱神機經熱

吉納吉納十六錢　香橙皮　肉桂各四錢

右爲粗末以燒酒百九十四錢和匀入壺内固封浸一宿布漉去滓飲服加膽礬精七滴服亦可

又方

吉納吉納八錢爲末　草豆蔻　香橙皮各二錢

右以燒酒浸一夜去滓飲服

解散連綿熱往來熱

吉納吉納四錢爲末　茵蔯鹽一錢　大黄二錢爲末

上好酒六十四錢

右攪匀飲服

又方

吉納吉納八錢　沃君栗曠吉栗
茵蔯鹽各一錢
右爲末白湯送下
又方
雞卵殻　沃君栗曠吉栗　焇硝錠各二錢
右爲末白湯送下
又方
鹿角屑二錢　茵蔯鹽一錢　泊夫藍七分
右爲末白湯點服
又方
諳窒瞞閣卜烈窒霍　焇硝錠各一錢

沃君栗曠吉栗七分

右爲末白湯送下

又方

諳窒瞌闍卜烈窒霍　焰硝錠各六分六厘

牽牛子一錢　丁香五分

右爲散白湯送下

又方

鬼茉莉根二錢爲末　雞子黄一箇　牛酪四錢

右攪和飲下

又水銑方

蜜十六錢　大麥煎汁二十四錢　食鹽二錢

右攪和以水銃射腸中

又方

茴香露水五十錢　石鹼八錢

右攪和以水銃射腸中

又方

煙草葉水煎去滓取八十錢和食鹽二十錢以水銃射腸中

治諸般熱病便祕腹滿欬痛熱腫

酒石鹽二錢　焰硝一錢

右爲末白湯點服

治諸般熱病及內癰或小兒發熱因酸液者之方

雞卵殼一味爲末白湯送下毎服一錢

治腸胃熱病心中煩悶腸下疼痛壯熱時發時止大便下利之證是也治法大率與疫痢痺痢相同

大黄　焇硝各二錢

右為末白湯送下

又方

婆娑筆君娑愕列烈牟白湯送下方見不食門

治腸胃熱病攣急絞痛

沃君栗曠吉栗　焇硝各二錢　辰砂一錢

右為散白湯送下

治貪食熱病因胃中生酸液飲食無節時時發熱之證是也大率與往來熱不異

沃君栗曠吉栗　龍膽各三錢

右為散白湯送下日五六次

治夏日勞力作強或喫熱物而發熱身體如燒之方

焰硝一味爲末冷水送下

又方

枸櫞一味水煎去滓加砂糖少許攪匀飲服

瘧疾

瘧之將發也伸欠乃作寒慄鼓頷爪甲青白四肢酸疼其脈沈數諸證退去內外皆熱頭痛煩渴欲飲水其脈洪數既至發汗鮮熱之時唯覺身體疲痾倦重而已於間日與平常無異盜此證有日發有間日發有間二日三日四日發

瘧疾發作之期有遲速先後又有不違前期大率發作先期諸證加重者熱氣至極之候也又發作後期諸證稍輕者以漸向重之候也又發作不違前期病勢亦同者淹纏難治之候也又發作愈進熱氣反減者不日復故之候也

瘧疾大率可知發於酷厲液也

春時病瘧則不過于五六發或七發也

瘧疾不過五六發而吐膽汁大便下利小便通利過多或發衄血痔血者良候也又鼻梁脣吻之熱如火者不良候也

瘧疾無挾證者不過于七發或十發而復故挾證者不過于十四發或二十發也

瘧疾小便化熟適宜者不日復故之兆也化熟少者淹纏難治之候也

瘧疾小便赤帶黑色見如雲者其病將變之兆也淫滴沈底者日向險重之兆也

日發瘧夜發者難治晝發者易治

日發瘧嘔吐不止者尋復故之兆也

日發瘧多易發關節痛或結硬腫

多血之人患日發瘧則宜刺絡瀉血尤効
日發瘧小便白濁稍帶赤色者病毒未盡之候也
間三日發瘧者可知發於粘液酸液也
間三日發瘧者可知淹纏難治也惡液過多之人秋冬患此證則必至危篤年高者死
間三日發瘧自爲下利則不日復故
間三日發瘧多變成黄疸水腫
間三日發瘧發作不定者淹纏難治之候也
間三日發瘧衂血者爲吉候
間三日發瘧愈之後調護失宜過飲食則再發
間三日發瘧當發作前後及間日而小便黒色者必至危篤

間三日發瘧四日發瘧其尿白浮泡沫且如雲懸于中間者可知稟賦素脆弱也

間三日發瘧四日發瘧發作之日其尿白或灰白如水發熱之後其色黑至翌日其色賾赤帶黄者尋可治之兆也

治瘧疾三日發瘧四日發瘧不欲飲食腹滿便秘

吉納吉納十錢 大黄五錢 茵蔯鹽一錢

右搗羅爲散温酒又白湯送下

治瘧疾日發瘧不欲飲食

茵蔯舍利別十六錢 吉納吉納八錢爲末

決君栗曬吉栗一錢爲末

右攪和白湯送下

又方

吉納吉納五錢爲末　香橙皮舍利別十錢

野菊花煎汁六錢　大麥煎汁二十錢

右攪勻飲下

又方

龍膽　石菖根　香橙皮各八錢　野菊花三握

胡荽子四錢

右爲粗末熱湯百二十八錢浸一夜漉過去滓飲服

又方

車前草　蚤休各四錢

右水煎一二沸漉過飲服

又方

吉納吉納十六錢　爲末　上好酒六十四錢

右攪勻入壺内固封置温處引出藥氣布漉飲下

又方

椄骨木嫩葉一味水煎飲服

瘧疾往來熱因膽汁腐壞者此方主之

茵蔯八錢　黄連二錢

右水煎一二沸漉過飲服

又方

鐵粉二錢　麒麟竭一錢　茵蔯鹽七分

黄連煎汁十六錢

右調和飲下

瘫疾因粘液及酸液者此方主之

細辛自然汁八錢　酒十六錢

右攪匀飲服得吐為佳

又方

大麥煎汁十六錢　肉桂露水四錢　膽礬三分為末

右攪匀飲下得吐為佳

又方

鬼茱萷根　酒石鹽各一錢　焰硝錠七分

右為散白湯送下

截瘫方

明礬　肉豆蔻各二錢

右為散，每服白湯送下

解散癰熱併來熱諸般熱病外用方

煙筒脂三錢　乳香一錢為末　白芥子製如食用

太蒜杵爛各二錢　燒酒隨宜

右攪和作膏，貼動脈上

又方

白萵苣葉半握　蜘蛛巢　食鹽　蓖麻子各二錢

燒酒隨宜

右石臼內杵爛作膏，貼動脈上

治癰熱解散之後不進飲食，心下痞鞕，且強胃氣

肉桂　生姜各二錢　草豆蔻四錢

右搗羅為散以蜜二百錢和勻慢火徐々熬作舍利別白湯

嚥下栗子之大

治日發瘧

沃君栗曠音栗一錢為末　茵蔯鹽二分

殺律亞律沒牟亞失一分　藿香露水八錢

燒酒鹽宜

右攪勻飲服

又方

鬼茉莉根一錢　肉桂露水十二錢　燒酒八錢

右攪勻飲下

又方

牽牛子　酒石鹽各一錢　食鹽五分

右爲散白湯送下

治日發癰大渴引飲

大麥煎汁六十錢　枸櫞汁二十錢　砂糖十錢

右攪和飲服

治日發癰外用方

蜘蛛十箇燒爲末以月桂實油八錢和勻塗顳顬脊推或動脈上

又方

蜘蛛巢隨宜以煤相和加泊夫藍末少許燒酒三分之二攪

勾塗動脈上

解散間三日發瘧往來熱惡性熱之方

肉豆蔲四錢　明礬　食鹽各二錢

右爲散以茵蔯煎汁送下

又方

焰硝二錢　肉桂　生姜各一錢

右爲末發作已前白湯送下

又方

茵蔯　野菊花各八錢

右水煎兩三沸濾過去滓加龍腦末一錢飲服

又方

汲君栗曠吉栗雞卵殼亦可　焰硝各四錢

右為散發作已前白湯送下

又方

燒酒六十四錢　龍腦一錢為末　殺律亞律沒牟亞失一錢

右攪和每半時飲下一匕

又外用方

篤耨香八錢入砂鍋內上火和蜘蛛十五箇攪轉至灰色為度加殺律亞律沒牟亞失一錢作膏貼動脈上

又方

芸香半握　杜松子三錢　食鹽二錢　乳香一錢

右為末以醋六十四錢攪勻如膏塗動脈上

又方

雞卵殼爲末以篤耨香和勻貼動脈上

治間三日發瘧間四日發瘧粘液惡液革滯腸胃嘔吐惡心不欲飲食

茵蔯鹽　焇硝錠各一錢　東印度鮓荅七分

砂糖二錢

右爲散溫酒送下

解散諸般瘧熱

龍膽二錢爲末　丁香爲末　肉桂爲末各一錢

泊夫藍七分爲末　大麥煎汁二百錢　醋百二十四錢

砂糖十六錢

右攪和每服自十錢至二十錢

小兒往來熱不能服吉納吉納者此方主之

茵蔯舍利別　香橙舍利別各四錢　酒石鹽一錢

藿香露水　肉桂露水各二十四錢

右攪勻飲服

痘

夫痘之所由發天地間酸收氣乃自腠理而侵入又隨吸氣而傳注以留滯諸液其毒初而釀成也蓋分之爲二等所謂其一流行之時患此證也其二不拘歲時間患此證也大率初起惡寒振慄頭痛發熱眼目赤含熱淚嚏流清涕咳嗽聲啞衄血嘔吐腹痛下利舌胎白眼胞腫起搐搦掣引歷三四日而見點

不拘歲時間患此證者良候也

見點以前發搐搦掣引者良候也見點之後發搐搦掣引者惡候也

痘非常發身體外部於內部亦復然

痘之初起發衄血者良候也

痘之初起大便下利者良候也見點之後否

痘之初起發冒痛者宜用吐劑又無腹痛腰痛者毒氣劇盛之候也

流行之時患咳嗽喘急者大率發痘之兆也至貫膿發喘者不免死

痘稠密不分地界迸唑流出者遂致不救

痘項陷凹發譫語者可知險證也

痘吐血小便不利者死在旦夕矣

險痘者大率不過八日而死又有歷十一日十四日十七日十九日而死者

險痘其脉與平常不異者爲惡候

孕婦患痘則胎子俱患之其痘稠密者惡候也卽使婦人免死胎子必死

落痂之後用軟下劑爲宜

解痘初熱發汗消毒

白芷根 三錢

右水煎一二沸去滓飲服酒煎服亦可

又方

罌粟殼舍利別 八錢　薔薇花露水 三十二錢

右攪和飲下

治痘難發出

白芷根 十錢　龍膽　芸香 各五錢

右水煎一二沸布濾去滓加没藥末二錢龍腦末一錢鹿角

精十滴攪匀飲服

又方

沃君栗噶吉栗一錢　諳室瞌闍卜烈室霍

咱夫藍各七分

右爲散以茴香露水送下

又方

取羊糞人乳汁或酒煮布濾去滓加砂糖飲服爲起脹之最

藥

又方

黑泥灼的里亞加以酒飲下尤效

治迴水熱氣不觧者之方

金剛刺根四錢　白芷根　蜀葵根各三錢

鹿角屑二錢　葡萄半握

右水煎漉過去渣和的里亞加四錢飲下

又方

大麥八錢　枸櫞皮　葡萄各四錢　肉豆蔻二錢

右水煎去渣飲服

治瘧兼咳嗽喘急者之方

罌粟殼　蜀葵根各三錢　甘草二錢　砂糖三錢

右水煎布漉去渣飲服

又方

篤耨香油和薔薇花露水加砂糖少許飲服

治痘發咽喉而腫痛咳嗽聲啞

薔薇花露水三十六錢　接骨木花舍利別六錢

焰硝錠一錢

右攪和飲服

又方

接骨木花水煎去滓以蜜及醋三分之一攪勻以水銃射咽

喉中

治痘發眼瞼而腫爛

薔薇花露水二十四錢　鉛白砂爲末

泊夫藍爲末各五分　白膽礬一分

右攪和洗眼瞼。

治痘發眼眩而焮痛

白膽礬五分　阿片三分

右爲散和薔薇花露水點入眼中

又方

人乳汁四錢　龍腦五分爲末　洎夫藍二分爲末

右攪匀點入眼中

又方

雞卵油以龍腦末攪匀塗眼胞

又方

鵠嵋茂草露水　野菊花露水各五錢

茴香露水三錢　泊夫藍五分為末

右攪勻服之洗之

治痘發眼胞而開合不任意痒痛

雞卵油十滴　龍腦油七滴　人乳汁隨宜

右攪和塗眼胞

預防痘將發眼目者之方

龍腦　泊夫藍各五分

右燒酒浸宿蘸布帛敷眼胞

又方

人乳汁和泊夫藍末少許點入眼中尤良又欲預防將發咽喉則以此藥浸布宜卷喉嚨

治痘腹滿嘔吐下利者之方

肉桂露水 四錢　藿香露水 八錢　榅桲舍利別 六錢

水晶 爲末　淡君栗壙吉栗 爲末　珊瑚 爲末各五分

右攪勻飲下

治痘毒生蚘蟲且毒氣刺戟腸中痛不可忍者之方

大黄 二錢　鬼茱莉根 一錢　甘索筆栗麻篤 七厘

右爲末白湯送下

治痘癒之後餘毒凝滯咽喉者之方

薔薇花　拳參根　錦葵葉 各二握

右水煎去滓飲服

治因餘毒未盡咳嗽聲啞變將成虚勞肺癰者之方

無花果　大麥　葡萄各四錢　甘草

砂糖各二錢

右水煎濾過飲服

治餘毒凝滯支節將成痛風者之方

牛酪　篤耨香各二錢

右攪和作膏貼痛處

膽礬精為解痘毒之要藥和薔薇花露水飲下其効不可言

失苟律陪君病

失苟律陪君之為病也因粘稠液腐敗液及酸收液散漫于血中也其證身體懈惰壯熱如燒全身發紫斑黑斑顏色青白牙縫出血或齒痛不可忍舌燥胎白氣息惡臭大便祕結大率與脾病癥瘡無異

失苟律陪君病必兼胸痛腹痛腰痛

住卑濕之地或海邊之人多易患此證

此證大便如泥或下利如水

小便每利變易不一有淡白如水者有粘稠渾濁者其色赤或黯色且有如赤土者尿壺之側以火近尿壺得溫則其物融溶消沒也

治失苟律僻君病

接骨木花　茴香各十錢

右水煎一二沸漉過去滓以龍腦末一錢燒酒十五錢攪匀飲服

治失苟律僻君病牙齦黑色腐爛出血

車前草露水六十四錢　焰硝錠二錢　阿片　龍腦各七分

右攪匀飲下

又方

大黃二錢　肉桂　生姜各一錢

右水煎一二沸漉過加砂糖少許飲服

又方

明礬八錢爲末　膽礬精十五滴　薔薇花蜜隨宜

右攪和塗齒齦

又方

緑青　枯礬各二錢爲末　蜜八錢　醋四錢

右攪和慢火微煮以雞翎塗齒齦粘唾出爲宜

又方

薔薇花蜜四錢　硫黄精十滴

右攪匀每時塗齒齦

又方

車前草露水二十八錢　肉桂露水八錢

枯礬二錢爲末 焰硝錠一錢

右攪和塗齒齦

又方

石榴皮四錢 紫蘇葉半握

右水煎一二沸濾過加明礬末二錢攪勻含漱口內

又方

麒麟竭 肉豆蔻 枯礬 沒藥各一錢

右爲末以薔薇花蜜和勻塗齒齦

又方

燒酒每每洗口內尤良

治尖荀律啓君病氣息惡臭不可近者

乳香　没藥各一錢　石菖根　肉豆蔻各七分

肉桂　焰硝錠各五分　砂糖一錢五分

右爲末以藿香露水十六錢丁香油十五滴和匀白湯送下

又方

肉豆蔻　肉桂各二錢　丁香　焰硝錠各一錢

砂糖四錢

右爲散白湯送下

治失苟律陪君病兼腹痛腰痛者之方

黄連煎汁三十二錢　燒酒十六錢　阿片三分

殺律亞律没年亞失一分七厘

右攪匀飲下以水銃射直腸亦得

又方

沃君栗曠吉栗　雞卵殼　牡蠣各二錢

右爲散以杵松子煎汁飲下

治失寄律陪君病發搐搦掣引者之方

土青木香十六錢　良姜　石菖蒲各四錢

狗擄皮　龍腦各二錢　茵蔯一握　蚯蚓七條

葡萄酒三百六十四錢

右入磁器內浸一宿布漉去滓飲服

又方

芍藥十錢　琥珀五錢　砂糖二錢五分

右爲散白湯送下

治失敬律陪君病熱氣劇盛舌燥煩渴者之方

酸模根八錢　薔薇花半握　大麥四錢

右水煎一二沸濾過飲服

又方

甘草四錢　茴香三錢　大麥一握

右水五百七十錢煎至二百五十錢爲度去滓飲服

又方

薔薇花　鹿角屑各四錢　乾葡萄二錢

右水煎一二沸濾過去滓飲服

治失苟律陪君病支節疼痛者之方

茵陳　芸香　紫蘇葉各半握　白芥子十錢

生姜四錢　肉桂　肉豆蔻各二錢

右件以燒酒六百錢浸一宿去滓和蓴菜汁八錢飲下

治失苟律陪君病粘液病腐壞液病

鐵粉十六錢　龍膽　月桂皮各八錢

蓴菜汁八錢　酒二百七十二錢

右入壺內密封烈日中曝之絞去滓飲服

又方

取雞屎烏霜白湯送下

痛風 脚氣

痛風之所由起因酸收液辛峻液石灰樣液或神機絡液汚濁瘀血經水留滯或飲酒過度而其毒凝結於繫屬關節之筋膜腫起疼痛如咬如刺屈曲廻轉不任意也蓋其痛有發於肘臂者有發於肩胛者有發於股胯者有發於膝膕者有遊走而痛者有其痛固結不移動者

痛風男子則多婦人則少

痛風全身發瘰疹者良候也

痛風發於股胯者多變成水腫病

痛風其尿多清澄有光或有白色青色者或有懸于中間者或有垂濁沈底者

小便粘稠帶惡臭者其證發於辛峻液或石灰様液之候也

小便黯色者其證發於酸收液之候也又淡白色者發於粘稠液之候也

治痛風歷節痛

牛蒡根十錢 砂糖四錢

右水煎一二沸濾過飲服

又方

杜松木十錢 砂糖四錢

右水煎兩三沸濾過飲服

又方

山歸來 金剛刺根各八錢 杜松木四錢

大黄二錢　甘草一錢

右水煎一二沸漉過飲服

又方

乳香二十四錢　砂糖八錢

右爲散温酒送下全身發疹爲佳

又方

蚯蚓九條

右搗爛加燒酒九十六錢和勻空心飲下

又方

孔雀卵和砂糖飲下

又方

鬼茉莉根一錢　丁香五分　甘索筆栗麻篤一分

右為末白湯點服

治支節疼痛麻痹攣縮

燒酒　接骨木花露水各三十二錢　泊夫藍五分為末

龍腦為末　阿片各三分為末

右調和飲下

又方

蚯蚓三十四錢杵爛浸燒酒　松樹皮二十四錢剉浸燒酒

右調和飲下

又方

山歸來　鹿角屑　牛旁根各八錢

右水煎濾過飲服

痛風脚痛因酸收液者此方主之

牡蠣殼燒爲灰熱湯浸一宿取灰汁紙濾飲下

治痛風關節痛外用方

鬼脂或鵝脂塗痛處以火温之使徹皮間

又方

鉛白砂一錢　篤耨香四錢

右入鍋内慢火溶化加龍腦一錢塗痛處

又方

鉛白砂二錢　醋三十二錢

右攪勻塗痛處

又方

燒酒百錢　龍腦四錢

右入壺內固封烈日曝之塗痛處

又方

蚯蚓九條杵爛和燒酒塗之

又方

無花果六顆　白芥子十錢

右杵搗攪勻貼痛處發赤色爲佳

又方

蚯蚓　乳香各六錢

右爲散和薔薇花油塗之

又方

篤稀香四錢　撒律亞律沒奔亞失一錢　燒酒隨宜

右入沙鍋內文火溶化塗之

又方

石鹼十六錢　龍腦二錢　燒酒隨宜

右攪勻塗之

又方

人尿精　燒酒各八錢

右攪勻塗之

又方

發泡膏貼痛處令發泡爲良

又方

蜀葵根　亞麻人　大麥各八錢

右杵爛如泥，和人乳汁三分之一，如膏貼痛處。

支節疼痛因熱壞液者，此方主之。

白膽礬　綠青各四錢　焰硝二錢　枯礬一錢

沒藥一錢五分　阿片七分

右爲末，以燒酒十錢、接骨木花醋八錢、葡萄酒五十錢和勻，

攤布帛敷患部。

又方

石鹼二十錢　雞卵油八錢　鐵粉　鉛粉各四錢

龍腦二錢

右攪和作膏貼患部

治脚氣衝心呼吸短促煩悶苦惱

桃花舍利別四錢　大黄二錢為末　蘆薈為末

浹君栗曠吉栗各一錢為末

右調和白湯送下

又方

大黄五錢　藤黄五分　浹君栗曠吉栗二錢

右為散白湯送下

又方

鹿角精十滴　酒石鹽精二十滴

右攪和白湯點服

脚氣脚痛因粘液者此方主之

薔薇花露水　肉桂露水各五十錢　砂糖十錢

大黄五錢爲末

右攪和飲下

又方

乳香四錢　噎福栗酷　蘆薈各二錢

茵蔯鹽一錢

右爲散白湯送下以粘液下利爲佳

癥瘡

夫淤癥瘡之毒也小水淋瀝加痛其初利稀白汁次雜粘黃汁其終膿血淋漓陰莖緊脹焮熱腫痛名之謂癥淋又腹腿合縫之間焮赤腫痛遂為膿潰名之謂便毒又陰莖皮及龜頭初發小疱漸為腐蝕名之謂下疳凡其毒留滯於皮間機栗律潛匿於固形諸部久遠毒深注發頭瘡筋骨疼痛咽喉腐爛上齶腐蝕鼻梁崩陷妨言語耳聾眼昏陰囊潰爛肛門瘻瘡屈伸行坐不便腰脚痿脫遂為癈痼

黑濁液及腐壞液過多之人多易傳染癥毒

少年或包莖者易傳染癥毒

癥淋勿早癒以漸治為良

尿道生癰小水淋瀝者易發諸般險證
用吐涎藥吐出濁唾齒斷腐爛咽喉腫痛氣息惡臭者可知又涎
藥之應病也
用吐涎藥歷七八日不吐濁唾者止之宜用下劑
從毒之淺深吐涎亦有多少大率一日吐出之量自百錢至二
百錢或五百錢須斟酌之
頭痛劇盛骨節疼痛者宜施水銀劑外傳方尤効
治癃淋莖中刺痛小便淋瀝
蜀葵根　十六錢　甘草　八錢
右水煎濾過去滓飲服
又方

篤耨香三錢　琥珀油一錢　大黃二錢爲末

拔律殺没酤把乙巴一錢五分　蜀葵根舍利別四錢

右攪和白湯送下

又方

篤耨香四錢　大黃爲末　鹿角屑爲末各二錢

右攪和爲丸白湯送下

又方

亞膱邲藥均三十二錢　焰硝八錢

右爲散白湯送下

治癧瘡去腐壞液

山歸來　金剛刺根各二十四錢　杜松木十二錢

甘草三錢　大黄四錢

右件水六百七十錢煎至四百二十錢爲度濾過去滓飲服

又方

甘草八錢　杜松木皮四錢　胡荽子三錢

樸君貨篤五十錢　石灰水六百二十八錢

右件俱合入磁器內浸一宿布濾去滓飲服冷溫任意

又方

金剛刺根　樸君貨篤各六錢　茴香三錢

大黄一錢　甘草一錢

右水煎一二沸濾過飲服

治下疳腐蝕

篤耨香 四錢　訶子 一錢 爲末　甘索筆栗麻篤 一分五厘

右攪和爲丸以山歸來牛蒡根二味煎汁飲下

又外用方

篤耨香 二錢　赤石脂 爲末　乳香 爲末 各一錢

右攪和作膏貼患處

又方

石灰水 五十錢　薔薇花露水 二十四錢

雞子白 二箇

右攪勻洗患處

又方

赤石脂 四錢 爲末　龍腦 二錢 爲末　燒酒 六十四錢

右攪匀洗患部熱痛除散則拔日栗坳膏加赤筆烈失筆諾篤少許攪和貼瘡上

治便毒潰爛歷久難愈

車前草露水　薔薇花露水各二十四錢

緑青爲末　乳香爲末各一錢　龍腦爲末七分　砂糖二錢

右攪匀洗患部

又方

車前草露水八錢　鉛粉　赤石脂爲末各一錢

右攪匀洗患部

治黴毒凝滯耳内而腫痛

石鹼三錢　焼酒二十四錢

右入磁器内慢火溶化作軟膏送入耳内

治黴毒凝滯咽喉而腫痛

膽礬二錢 水薊去滓 枸櫞汁 堇堇菜舍利別各八錢

右攪勻令漱口内

又方

蘿蔔自然汁八錢 甘草煎汁六錢

右攪勻每々洗口内

治骨節疼痛諸部腐爛

甘索筆栗麻篤一分五厘 燒酒二百錢

右以硝子壺固封索筆栗麻篤溶化為度以大麥煎汁百錢

攪勻飲下自十錢至十五錢

治骨痛止腐爛去汚液

水銀　蜂蜜各四錢　入磁器內磨研不見星爲度

石鹼爲末　甘草爲末　大麥粉各三錢

大黄三錢爲末

右攪和爲丸白湯送下流涎爲佳

治骨痛堅腫或腐蝕膿爛

固封膏百錢方見癰腫門　水銀六十四錢

猪脂二十四錢

右攪和不見星爲度貼患處

又方

甘索筆栗麻篤六厘　薔薇花舍利別三十二錢

右攪勻白湯送下

流涎方

甘索筆栗麻篤 七分　黑泥灼的里亞加 二錢

右攪勻暫令保口內藥氣徐徐透徹咽管則涎唾自出且欲止之宜用下劑

用流涎藥不奏其效者此方主之

甘索筆栗麻篤 二分　小麥煎汁 二百錢

右攪勻飲下

癩病

癩病者因血及鹹液自帶腐壞漸以凝聚生砂礫様之物也大率皮膚粗澁鱗起發痤疿黑斑或生塊瘤爲凹凸而失常態或有全身不異于平常唯足心生結核以漸腐蝕露骨者又有皮膚白屑鱗起發白斑頭毛須白者

患癩之人必嗜房事

黑癜風可知癩之一種也

癩有黑白之別所謂黑者皮膚粗澁痛痒如刺火熱生塊瘤爲凹凸者是也白者皮膚鱗起生白斑麻痹不知痛痒者是也

欲徵癩病則須考血味刺絡所瀉之血其味帶苦者癩病之候也又取所瀉之血以水攪澄漉過白砂溜止器底者亦癩病之

候也

漩面見冠緣徐徐降於壺底者癩病之候也又漩面見青泡者

亦其候也

治癩病去血液腐壞

甘索筆栗麻篤一分一厘　蜜二十錢

水八十錢

右攪勻飲服自十錢至十五錢

又方

雞卵殼一味搗羅爲散每服一錢日五六次間七日一日止

之宜用下劑非久服則無奏其效下劑方

大黃四錢爲末　牽牛子二錢爲末

桃花舍利別ロツブ八錢

右攪和白湯送下汚液下利爲佳

治白癩

烏蛇十五錢中產之物亦良　丁香一錢

肉桂一錢

右搗篩爲散白湯送下

疥

疥有乾濕二證蓋小疱發手指間有疱頂尖而大者又有扁而小者搔痒不可忍抓之則泄出乎稀水膿汁易染污于人也

乾疥者重難治濕疥者輕易治

年高者難治壯年者易治

疥勿早瘥必發搐搦掣引而向死

疥瘥之後四肢浮腫者毒氣未盡之候必發險證

治濕疥發手指間搔痒不可忍

猪脂二錢　鉛粉七分　鉛白砂三分

右攪和塗之

又方

牛酪二錢　鉛粉一錢爲末　食鹽五分燒爲末

右攪和塗之

又方

胡麻人油二錢　黃蠟一錢　番瀝青一錢

白芥子一錢爲末　明礬一錢爲末

右攪和微火煮作膏塗之

治乾疥

薔薇花油三錢　篤耨香　雞子白各二錢

鉛粉一錢五分

右攪和作膏塗之

癬

癬瘡者汚液蓄聚于皮間機栗律發赤黒斑其状圓搔痒不可忍抓之則泄出乎黄稀水也有初發頭面項背者有發于手者有發于胸腹者有發于陰囊者

癬瘡婦人則少男子則多

癬發于陰囊者爲早癒則必發腹痛腰痛淋痛痔痛

治癬瘡

牛酪四錢　硫黄花　緑青爲末

萆薢爲末各二錢

右攪勻塗患處

又方

索筆栗麻篤一分　石灰水三十二錢

右攪勻得黃色爲度以雞翎點瘡上

又方

發泡膏貼患部取去膿汁爲要並治

癰腫

赤腫　金創　結硬腫
粘液腫　蝦腫　凍瘡

癰腫者血液失運行之度稠粘澁加聚結於動脈及細絡而焮痛熱腫鼓動火熱竟為膿熟也其證惡寒振慄壯熱如燒不欲飲食小便赤濁大便秘結

癰腫口渴引飲舌胎黑者至危險之候也

癰腫裏熱外寒者可知險證也

癰腫其色黑帶惡臭發譫語者死期在近矣

癰腫其尿赤色稀薄如水者日以加重之候也

其尿稀薄黯色者惡候也

患癰腫之人勿勞神志必有大害

治癰腫焮熱腫痛其他諸瘡瘍

金剛刺根 山歸來 精大麥各七錢 甘草二錢

右水煎漉過飲服

又方

三七草根十六錢 鹿角屑八錢 美人蕉花半握

右水煎去滓取百六十錢加鹿角精十滴肉桂露水十六錢

攪勻飲下

治癰腫腐蝕

甘索筆栗麻篤一分五厘 水二百六十錢 砂糖八錢

右攪和飲服

消散焮痛熱腫之方

蜀葵根一味爲末搭患處又水和塗之

又方
石鹼四錢　椄骨木花八錢　醋十五錢
右入鍋內煮杵搗如膏貼痛處
又方
椰子油九十六錢　膽八樹油六十四錢
黃蠟四十二錢　篤耨香十二錢
右入鍋內煮作膏貼之
治癰疽丹毒焮痛熱腫
椄骨木花一握水煎去滓　燒酒各六十四錢
右攪和蘸布來溫熨患處
又方

鉛白砂二錢　龍腦五分　燒酒百二十三錢

右攪匀隔火煮蘸布乘温熨患部

又方

金蜜陀二十四錢　醋二百五十六錢

右入砂鍋內徐徐煮減半為度投新汲水二百八十錢調和

復煮減半布漉去渣洗患部

又方

接骨木花露水六十四錢　阿片　鉛白砂各一錢

右攪和蘸布敷患部

止諸痛散赤腫

榲桲十錢　月季花露水九十六錢

右入磁器內浸一宿杵爛絞去滓加阿片一錢燒酒二十四錢隔火煮離布來溫敷患部

又方

煙草花　零陵香花　椄骨木花各一握

右水三百錢煮漉過加椄骨木花醋薔薇花醋各十六錢燒酒八錢攪勻來溫蒸溻患部

又方

車前草露水　椄骨木花露水各三十四錢　鈴白砂二錢

右攪和浸布敷患部

又方

蜀葵葉　椄骨木花各一握　茵蔯　野菊花

月季花各半握

右剉水煎去滓加焼酒三分之一乘温蒸患處

消熱腫去腐壞生新肉

椰子油二十四錢　金蜜陀百錢爲末　膽八樹油十八錢

右三味文火徐徐熬作堅膏和猪脂百錢再煮下火候冷加

石灰百錢白膽礬八錢攪和得宜貼患處

止諸痛散神機經刺痛焮熱腫痛

膽八樹油三百四十錢　銀蜜陀百七十錢

右文火徐徐煮作軟膏名之固封膏

又方

固封膏百五十錢　番瀝青二十五錢　阿片二錢

龍腦二錢爲末

右攪匀貼患部

止諸痛

罌粟殼十六錢　椄骨木花八錢

右水三百九十六錢煎至二百三十二錢布漉去滓蘸綿布

來溫蒸患處

又方

茵蔯　野菊花各十六錢

右剉水五百十二錢煎減半漉過和燒酒六分之一蘸布蒸

患處

又方

櫟木皮八錢　石榴皮四錢

水三百八十二錢

右煎沸漉過乘溫熨患部

治瘀痛熱腫癰腫丹毒且皮膚諸患

鉛粉百錢　酒百二十四錢

右入砂鍋內徐徐煑下火澄清布漉敷患部

治金刃傷創多腐肉者且消蝦腫

沒藥十二錢　蘆薈八錢

右爲末入壺內投燒酒二百四十二錢固封烈日中曝之七日浸布洗創口

又方

金蜜陀爲末　膽八樹油各二百二十四錢

猪脂百六十四錢

右三味先將金蜜陀及油入鍋內上火溶化次和猪脂作膏

貼之

治金刃傷創濕爛瘡去腐肉

黃蠟三十二錢　膽八樹油二十六錢

綠青十二錢　金蜜陀十六錢

右件先將油及黃蠟入鍋內文火徐徐溶化候冷和綠青蜜

陀作堅膏貼之

又方

芸香煎汁百錢　醋三十二錢　燒酒十六錢

食鹽三錢

右攪勻乘溫熨患處

又方

膽八樹油百錢　黃蠟二十五錢　金蜜陀八錢

没藥十六錢

右入砂鍋內文火徐徐煮作軟膏貼之

開破癰腫去腐肉

膽礬十六錢爲末　綠青十錢爲末　醋二十二錢

蜜四十八錢

右攪勻作軟膏貼之

治潰癰脫疽金刃傷創

膽礬　砂糖　焰硝各三十二錢　明礬八錢

龍腦一錢　食鹽三錢

右爲末以膽八樹油二百錢和勻文火徐徐煮作堅膏貼之

治金創腐壞歷久不瘉

膽礬少許水和蘸綿布敷創口

治疫毒發癰多腐肉者

篤耨香八錢　膽礬　沒藥各二錢爲末

薔薇花油三十二錢

右攪勻文火溶化作軟膏貼之

開破膏

拔日栗均膏十二錢　綠青十二錢爲末

右和匀貼之爲膿熟開破之要膏

治熟膿後久不生肉者之方

篤耨香　蜜各八錢　雞子白二箇

右攪匀貼之

又方

白蠟十六錢　鉛白砂三錢　膽八樹油五十四錢

右攪和入鍋内文火徐徐煮作軟膏名之白膏

又方

塗雞卵油大効

治手指頭焮痛不可忍

取熟醋蘸布帛蒸溻患處尤効

治陰囊癰潰爛多腐肉者

石灰水一升　龍腦二錢爲末　砂糖三錢

右攪勻文火煮蘸布帛浹温蒸渪患處若爲膿窩者以水銃

射膿孔

消結硬腫

百合根煨臼内杵搗和薔薇花油貼患部

又方

煙草百錢

右剉水七百錢煎至三百錢爲度濾過去滓以上好酒百錢

攪勻蘸布帛浹温蒸患處

又方

蜀葵根二十五錢

右一味酒煎去滓和猪脂十錢貼之

消散結硬踵攊栗律膧

金剛刺根　山歸來　杜松木　玄參各四錢

右水煎去滓飲服

又方

辰砂二錢　甘索筆栗麻篤五分

右爲散白湯點服

又方

渋君栗曠吉栗二錢　焰硝錠一錢

右爲散白湯送下

又方

撥目栗均膏八錢　蜀葵根爲末　野菊花爲末各二錢

胡麻仁爲末二錢　猪脂三錢　大麥粉二錢

右攪和得所貼患處

消散腋下鼠蹊等結硬腫及機栗律腫

蜀葵根十六錢　葱白根十二錢　茵蔯

野菊花　接骨木花各一握　黃蠟五錢

百合油　膽八樹油各五十二錢

右件除黃蠟之外俱入鍋內上火煎沸布漉去滓和黃蠟徐

徐煮作堅膏貼患處

又方

石灰水百錢　龍腦一錢爲末

右攪匀來温蒸瀉患處

消鮮粘液腫

鬼茱莉根四錢　肉桂二錢

右搗羅爲散白湯送下

又方

金剛刺根　襟君貨篤各十六錢　甘草八錢

右水五百三十四錢煎至三百八十錢爲度濾過去滓飲服

又方

茵蔯一握　椄骨木花半握　月桂實四錢去皮

茴香二錢　明礬八錢爲末　燒酒隨宜

布調和煮漉過浸布蔽患部

治蝦臛

旋奈葉四錢　大黄二錢　酒石鹽一錢五分

茴香一錢

右四味上好酒浸一宿引出藥氣去滓飲服

又方

金剛刺根十二錢　山歸來四錢　鹿角屑八錢

甘草二錢

右剉水四百八十錢煎減半漉過去滓加決君栗嗊吉栗末

六錢攪勻飲服

治凍瘡發裂或手掌皸裂缺破

蘆薈一味爲末和胡麻油傅之又蜜和勻貼之亦得

又方

乳香一味爲末以雞子白和勻塗之

又方

蕪菁水煮熟杵爛如泥傅之又煎汁洗之可

又方

蕪菁煎汁十六錢　燒酒八錢　龍腦一錢爲末

右攪勻洗之

又方

取熱醋洗之

湯火傷

火傷之爲害由其品類有輕重所謂火傷湯傷沸油傷沸金傷硫黃灼傷樹脂灼傷是也

湯火傷淺而小者易治深而大者難治多變成潰爛

沸油傷者可知難治於湯傷也

沸金傷者可知發險證也

硫黃灼傷樹脂灼傷者可知難治於沸油傷也

凡灼傷於眼目腹部者可知至危險也多致不救

火傷於毛髮之部者必發焮瘡

治湯火傷皮肉腐爛

臘八樹油　三十二錢　黃蠟八錢　雞卵二箇

右入鍋內以文火溶化作軟膏貼之

又方

石鹼一錢　蜜三錢　牛酪二錢

右和勻塗之

又方

薔薇花露水八錢　胡桃油二錢　雞子白二個

右和勻塗之

又方

白蠟二十錢　膽八樹油四十錢

右鍋內溶化去滓和龍腦末四錢作軟膏貼之

又方

雞子白一箇　薔薇花油隨宜

右和匀塗之

治湯火傷焮痛不可忍

蜀葵花浸胡麻油絞去滓塗之立止

又方

取款冬葉自然汁塗之

又方

蜀葵葉煎汁百六十錢　燒酒二十四錢　醋十二錢

右和匀冷溫適宜蒸患處

又方

燒酒和龍腦少許洗之

又方

蜀葵葉　零陵香花　接骨木花各八錢

右水煎濾過去滓加燒酒三分之一乘溫蒸滑患部

治諸灼傷潰爛者之方

石灰水百錢　鉛粉二錢

右和勻乘溫蒸患部

狂犬咬傷　蠱毒

狂犬咬之爲害也因毒唾從創口侵入浸淫諸液漸爲腐壞大率剰熱大渇煩躁苦悶口吐白沫黒涎狂亂恐水又有被咬之後歴半月一月又半歳而發者其證四肢懈惰神志欝憂或怒或恐恰如發癎之狀矣蠱毒亦發諸般變證也

解狂犬咬毒及諸蟲螫毒

白芷八錢　芸香　獨活各四錢

右酒煎頓服

又方

芸香杵搗絞去滓加酒少許飲服

又方

膽礬精十滴　燒酒四十八錢

右攪和飲服

解狂犬咬毒

芸香煎汁十五錢　鹿角精十滴

右攪和飲下

又方

白芷　焰硝各三錢

右爲散白湯送下

又方

鬼茱莉根二錢　酒石鹽一錢

右爲散白湯送下

又方

牽牛子爲末　酒石鹽各二錢爲末　洪君栗臏吉栗一錢爲末

芸香露水六十四錢

右攪勻飲下

又方

大蒜　芸香各二錢　蜂蜜　食鹽各四錢

右石臼内搗爛傅創口

又方

取海鹽水或酒或醋而洗創口

又方

燒酒六十四錢　龍腦一錢

殺律亞律沒年亞失一錢

右擣勻洗之

又方

採芸香葉杵擣和食鹽蜂蜜少許貼患處

又方

胡桃肉 四顆　明礬 二錢　食鹽 一錢　蜂蜜 五錢

右杵擣如膏貼之

又方

接骨木嫩葉擣爛和太麥粉貼之

觧蝮蛇咬毒

燒酒和黑泥灼的里亞加及醋少許洗之

又方

黑泥灼的里亞加温酒送下

解諸般蟲毒

細辛一味酒煎飲服

解蜂螫毒

燒酒和赤石脂末少許洗痛處

又方

取人尿洗痛處刺痛立止

又方

醋洗創口尤良

又方

蜀桼葉杵搗絞去滓傅之

閃挫　打撲　竹木刺

治骨節閃挫

益母草一味水煎來熱洗患處

又方

取柳木細剉水煎去滓加燒酒三分之一攪勻來熱蒸患處

由打撲閃挫血脈損破腐敗血作黒色者此方主之

熱湯一升醋一升和勻蘸布帛來溫洗患部

又方

石灰水和膽礬末少許鍋內煮洗患處

治閃挫打撲腫痛

胡麻油十二錢　黄蠟二錢

右以文火溶化下火以龍腦末泊夫藍末各五分肉豆蔻末
一錢攪勻塗痛處

治自高墜下打撲閃挫瘀血凝滯者之方

無花果一味水煎溫服

治打撲閃挫皮肉損破其色紫黑者之方

月桂實油塗之尤效

拔去竹木刺

水仙根杵搗和赤小豆粉傅之

補虚

治大病瘥後精力不復故或老人元陽不足者之方

良姜　肉豆蔻　肉桂各四錢　砂糖十錢

右搗篩為散白湯送下

治性禀虚脆精力不足者之方

雞卵三箇　肉桂為末　肉豆蔻為末各一錢

上好酒適宜

右攪和以文火徐徐煮加砂糖二十四錢作舍利別白湯送下

和蘭醫方纂要卷之四終

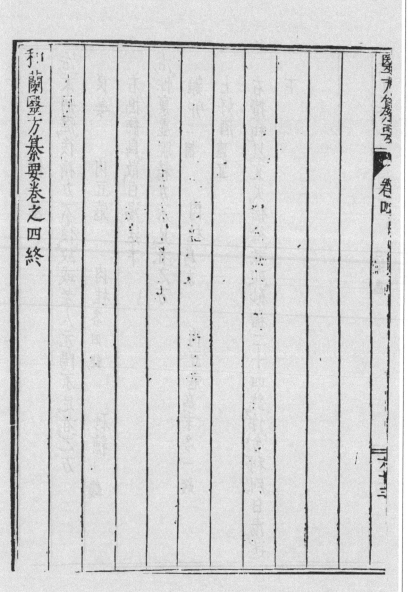

附録

〇蒸露鑵　蒸露鑵者邦俗呼云蘭𠌫吉盛藥於鑵内與上鑵相合上爐文火煮之藥水沸涌蒸升作露滴露受之於硝子壺固封收貯

蒸露鑵之圖

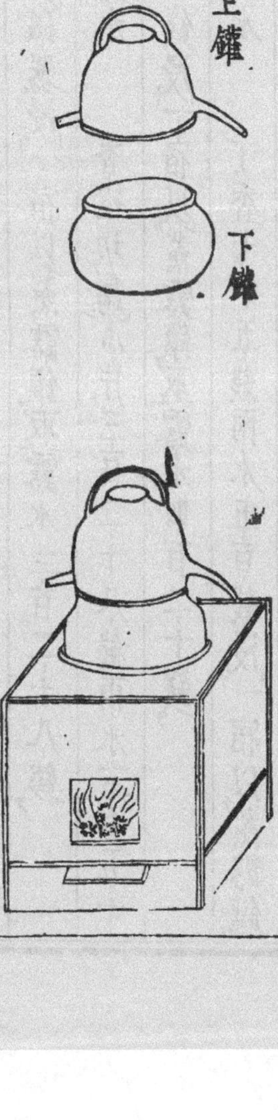

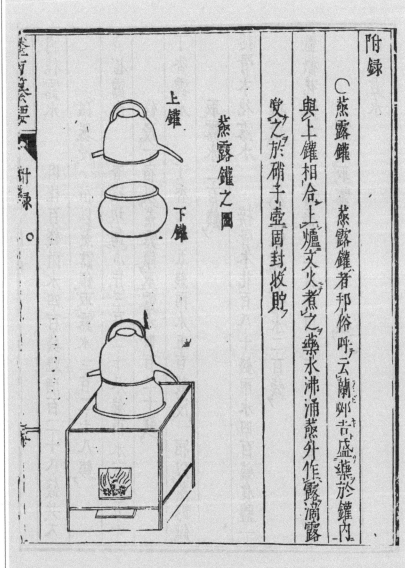

肉桂露水

肉桂百錢雨水四百錢燒酒百二十八錢共入磁器浸一宿以蒸露鑵取露水三百二十八錢

香橙露水

香橙切爲小片三百二十八錢雨水六百五十錢浸一宿以蒸露鑵取露水四百二十錢

丁香露水

丁香七十五錢雨水五百錢浸一宿以蒸露鑵取露水二百錢

接骨木花露水

接骨木花百八十錢雨水四百錢食鹽一握浸一宿以蒸露鑵取露水二百錢

薔薇花露水

薔薇花二百錢雨水六百錢食鹽一握以蒸露鑵取露水二百五十錢

茴香露水

地錦苗露水

藿香露水

連錢草露水

紫蘇露水

車前草露水

酷嶇蔑草露水

江州伊吹山多生之又所在有之苗高七八寸莖直青色分生又枝六月葉間開小白花如碎米狀根細多鬚

白芷露水

野菊花露水

芍藥花露水

右滴露之法同前。

○石灰水　石灰九十六錢滾湯八百錢浸一宿取灰汁布漉去滓收貯加紫筆栗脉篤少許則爲黄色

○取精法　即納藥於曲頸鑵別設鍋鋪砂子厚可一寸安鑵於鍋內以砂圍鑵四邊慢火徐徐煨之則純粹液自滴出取之固封收貯又有以蒸露鑵取精者

曲頸鑵之圖

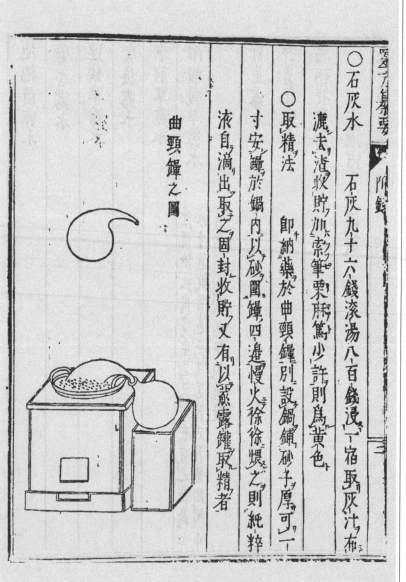

食鹽精　食鹽二百錢乾去水氣　乾土六百錢

右二味和匀以曲頸罎取精

蚯蚓精　蚯蚓三十條水洗淨風日乾之加食鹽少許以曲頸罎取精

鹿角精　鹿角屑八十錢以曲頸罎取精

膽礬精　膽礬四十錢爲粗末以曲頸罎取精

龍腦精　龍腦二十錢爲末以曲頸罎取精

斯的栗吉活篤律　膽礬二百錢焰硝百錢爲末以曲頸罎如法取之硝子壺收貯

焰硝精　焰硝二十四錢　燒酒六十四錢

右和匀入燕露罎安於砂中以文火徐徐取精

酒石鹽精　酒石鹽爲末三十二錢（見後）　燒酒百六十四錢

右取精之法同前

殺律亞律没年亞失精

殺律亞律没年亞失（製法見後）　酒石鹽各五十錢

右二味爲末投雨水二百錢取精之法同前

硫黃精

盛硫黃於乳鉢別以鐘形樣之鑵倒懸蓋之四圍

放火薰灼則碧焰升著鑵內作露墜下收貯

其圖

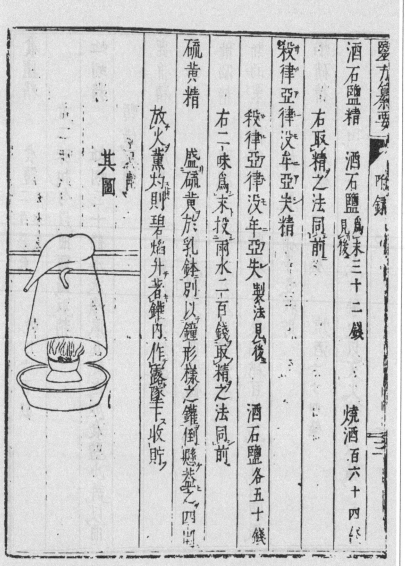

○取油法　從其物異其法有以蒸露鑵取露水冷而分取油浮於水面者又有以曲頭鑵製者又有拚搗布包以榨木壓出者又有浸臘不擲油引出其氣者

肉桂油　肉桂二百八十錢　食鹽三十二錢

雨水二貫二百錢

右浸一宿以蒸露鑵取露水冷定而分取之

杜松子油

薄荷油

丁子油

肉豆蔻油

右取油之法同前

琥珀油　琥珀百錢　粗砂二百錢

右和勻以曲頸罐如法取之

篤耨香油

右取油之法同前

月桂實油　去皮殼石臼内杵搗布包以榨木壓出收貯

巴旦杏油

亞麻人油

右取油之法同前

茵蔯油　茵蔯百錢　膽八樹油三百二十八錢

右和勻盛磁器内於烈日曝之十五日令水氣盡布濾

收貯

薔薇花油

野菊花油

藿香油

芸香油

胭脂草油

茴香油

百合油

右取油之法同前

龍腦油　龍腦八錢　膽八樹油十六錢和匀石臼內磨研龍

腦全化爲度收貯

雞卵油　雞子黃十箇納鍋內上武火燒黑煙盡爲度存

絞取之收貯

謨郭姞奴謨油　蜀葵根三十二錢　大蒜八錢杵搗

茴香十二錢　亞麻人十二錢

右四味以水浸一夜文火煮之布濾去滓再煮如合利

別以茴香油百合油各五十錢和匀收貯

鬼茉莉根脂

鬼茉莉根六十四錢搗羅爲散投燒酒二百

錢浸一宿攪轉數次以冷水投之則脂浮水面掠取上

火熬令水氣盡至如膏又一法鬼茉莉根百錢杵爛投

燒酒二百錢以蒸露鑵取露水冷定而分取脂入鍋內

上火令水氣盡收貯

牽牛根脂

右取脂之法同前

○鹽

茵蔯鹽　茵蔯惣形燒爲灰投滾湯三指之高待冷定取灰汁以紙漉過上火徐徐煑令水氣盡則鹽著其鍋底取之收貯

酒石鹽　即葡萄酒之垽濁凝於桶底爲石狀者是也其色白其味酸稍帶辛多出於拂浪斯國船來間有之若無則代以芒硝亦可

○煅煉法

硫黃花　硫黃隨宜爲粗末入罐固封埋於砂中熾炭四圍燒煅則硫氣自升作花著罐内拆開拂取收貯

安息香花　安息香六十四錢爲末　砂十六錢

右煅煉之法同前　取馬尿塗人尿塗亦得曝乾去水氣盛罐

殺律亞律沒年亞失　別以小罐兩口相合鹽泥固濟安於砂上慢火煅之尿

氣飛化作霜著罐內取之收貯勿令泄氣

索筆栗麻篤　水銀隨宜斯的栗吉沽篤律見前溶化入石

罐以文火煮令水氣盡至乾和食鹽等分別以罐上下

相合鹽泥固濟埋下罐於砂中徐徐煅之霜著於上罐

內取之收貯

甘索筆栗麻篤　索筆栗麻篤六十四錢　水銀四十八錢

右石臼內磨研不見星爲度入罐煅煉之法同前

赤筆列失筆謌篤　水銀八錢斯的栗吉沾篤律隨宜共合入硝子罐每時攪轉水銀溶化為度安於烈火上令水氣盡則作赤色末收貯

白筆列失筆謌篤　水銀八錢斯的栗吉沾篤律十六錢共合入硝子罐置暖温之處候水銀溶化以海水投之白粉沈底除去其水取之滾湯洗淨數回失辛味為度焙乾收貯

焇硝錠　焇硝百九十二錢為末入坩上火溶化攪轉不住手以硫黃花八錢徐徐和勻煙起燒盡而至淨乃以銀匕抄取移諸銅盤上冷定而作錠

白膽礬　膽礬入坩堝武火煆之取出曝之復煆復曝如此

凡八九次以其色白爲度收貯

鉛白砂　鉛釐宜投醶醋三指之高置温處每時攪轉酸味全失爲甘岸塗沈底爲度布漉入砂鍋内上文火令水氣盡則膜皮生上面乃抄取之置冷處則凝固如砂子焙乾收貯

○諳室暱　此物非金非石即金石相雜者也生於所堀取金銀之洞穴邉旁其形如織綿條軟而易碎其色黯黒或鉛色有光多出於拂浪斯國突乙都國又出於豊後栗設國者其色赤有斑點尤爲佳品甚稀而難得我邦諸山有金銀銅鐵處有形色殆相似者近得生於本州金山者欲製而試用之未果

○諳密驪闇卜烈窒霍　諳窒驪四十八錢　焰硝四十二錢

共爲末入坩堝武火燒令通赤移諸他器投滾湯洗滌

其色至白如乳汁取去其水焙乾爲末收貯

○舍利別　舍利別者水四百錢砂糖二千百錢以文火

徐徐煮稀稠得所名之謂舍利別

茵蔯舍利別　茵蔯杵搗絞去滓百錢砂糖二千百錢入砂鍋

内文火煮作舍利別

罌粟殼舍利別　罌粟殼杵爛絞去滓和砂糖等分作舍利

別

薔薇花舍利別　薔薇花八十錢滾湯一升浸一宿漉過去

滓和砂糖百五十錢作舍利別

月季花舍利別

接骨木花舍利別

堇堇菜舍利別

右製同前

枸櫞舍利別　枸櫞切爲小片以水煮熟杵搗如泥和砂糖

等分文火再煮作舍利別

榅桲舍利別

覆盆子舍利別

右製同前

白桃花舍利別　白桃花四十八錢蜂蜜九十六錢煮至六

十四錢爲度布濾去滓上文火再煮作舍利別

蜀葵根舍利別

芍藥舍利別

龍膽舍利別

右製同前

石長生舍利別

石長生四十錢甘草十六錢水五百八十錢煮至三百四十錢爲度布漉去滓和砂糖二百九十錢再煮作舍利別

生姜舍利別

生姜三十二錢 切爲小片 砂糖四百錢

先將生姜滾湯三百八十錢浸一宿文火煮至減半爲度布漉去滓和砂糖再煮作舍利別

○薔薇花蜜

薔薇花四十八錢上好蜜二百八十四錢浸

一宿文火煮之數沸布漉去滓收貯

○甘草糕　甘草四十錢　水四百錢

右浸二一宿煮至二一百錢爲度漉過去滓以慢火再煮如膏盛之於盆上烈日乾之收貯藥鋪呼爲篤襃者卽是也

○公設律弗　卽諸藥加砂糖搗和得所捏作餅子之名也

薔薇花公設律弗　薔薇花五十錢石臼内搗末以水少許

芍藥公設律弗　相濡加砂糖等分搗和作公設律弗

揾持公設律弗

香橙公設律弗

右製同前

○黒泥灼的里亞加　卽出於黒泥灼國的里亞加也和蘭人齎來今藥舖所貨賣者是也

○拔律殺没酷把乙巴　卽樹脂也我邦無產出於蒲搿失栗乙國其色白黄稍帶臭氣與篤耨香其性甚相近船來間有之

○拔律殺没瞥律匪坑　卽樹脂也我邦無產出於瞥律匪坑國其色赤有香氣船來間有之

○膏方

拔日杲均膏　黄蠟　番瀝青　松脂各四十八錢

膽八樹油百九十四錢

右入鍋内徐徐煮作軟膏

亞律諾軟膏　謨郭姑奴謨油百九十二錢見前

黄蠟　松脂各四十八錢　篤耨香十六錢

右入鍋内徐徐煮作軟膏

○發泡膏

膽八樹油百錢　番瀝青五十錢

黄蠟十六錢　篤耨香二十錢　白芥子爲末

胡椒爲末各十六錢　芫菁四十八錢爲末

右件除末藥之外俱入鍋内上火溶化加餘藥攪和不住手候冷油紙包收貯

○呼膿法　腦後枕骨下摘起上皮以披針十字剪破可

分以黑豆一粒搓入孔内以拔日栗均膏攤紙貼護於其上歷三四日至膿成而潰又一法塗腐藥於線條以飪横貫皮裏可一寸繫托一二日膿已成則可取去線矣蓋隨其證施肘臂及股膕為良

○誘嚏法　良姜或胡椒為末以管吹入鼻中

○浴脚法　野菊花　薔薇花　罌粟殼各三握

茴香十二錢

右四味以水二升煎至一升五合去滓盛于桶内乘熱浴洗兩脚尋以衣被蓋之

○引降劑　白芥子製如食用四錢　大蒜杵爛一錢

釅醋二錢

右三味和麥餅貼足心錢之大

○大陽煎　納藥於硝子壺内固封烈日曝之十五日每時轉旋引出藥氣即受日光煎沸之謂也

○水銃

全圖

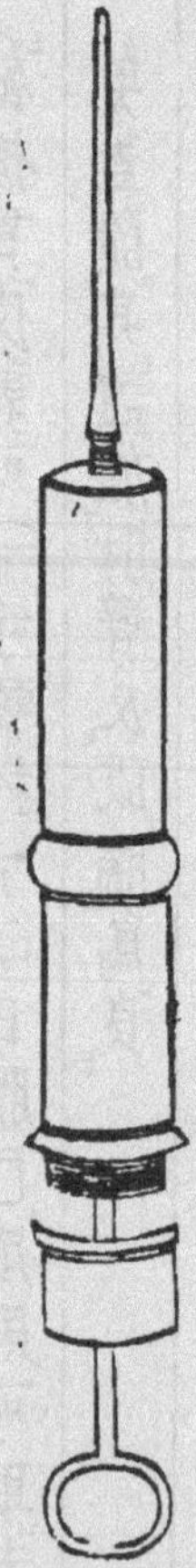

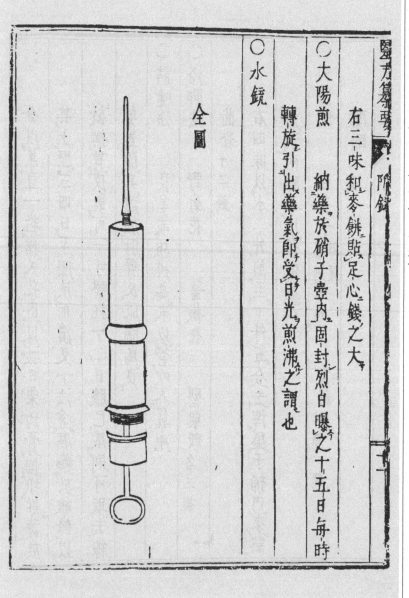

中國夷蠻五方之民。各異其俗。器械異制。衣服異宜。若其所以異者。外而言之。内之四肢百骸無有異。五臟六腑亦無有異。治病之術。豈有東西不相通之理哉。西人之精物。本出其味。其於醫術。智巧獨焉。自中土此方。皆所不及。乃取於彼以施於我。不天地同仁之義。固非拘此褊滯之徒所能議也。大垣堅室江馬蘭齋先生。已以蘭方名著

一時○令嗣子道○承纘益勤○簡
鍊之功○始且究通乃翁○嘗託
其家所藏蘭書中○纂輯其
要○分別門類○以爲一書○刊以公
世○子道胸襟之大○道無東西○
唯善之資○人無物我○不敢自

私○余深有取焉於喜而序之

文化丁丑暮春五山池桐孫撰

五峰田爲則書

江馬元弘先生著述目録

和蘭醫方纂要續編　全三冊　嗣出

藥性解　金石草木ノ性ト主治効能ヲクハシク載ス　全五冊　嗣出

診脈圖説　脈動ヲ圖ニアラハシ診法ヲコトゞク載ス　全一冊　近刻

溺死活法　手術道具ヲ以テ溺死スル者ヲ救フ法ヲ記ス　全一冊　近刻

黴癩合集　黴瘡癩病ノ諸説治方并外術ヲ悉ク載ス　全二冊　近刻

好蘭堂藏版

文化十四丑春刻成

書肆

京　都　河南四郎兵衛
同　河南喜兵衛
江　戶　須原屋茂兵衛
大　坂　葛城長兵衛
尾州名古屋　永樂屋東四郎
加州金澤　松浦善助
濃州大垣　松浦善兵衛

河南壽和樓庫書

明治五壬申晩皆閲

石峯學士識

醫方類

癰疽神秘驗方

〔明〕陶华　〔明〕薛己　編著　東溪堂

癰疽神秘驗方

薛氏醫按

餘杭陶華編　吳郡薛己校

新都　吳玄有閱

癰疽十段關

癰疽遍身拘急疼痛寒熱宜宣通經絡宜用人參敗毒散

人參敗毒散

人參　獨活　柴胡　桔梗炒　羌活

枳殼炒　茯苓　川芎　前胡　甘草各一錢

作一劑水二鍾薑三片煎一鍾服後服內托復煎散

內托復煎散

地骨皮　防已酒拌　官桂　白芍藥炒　甘草炙

當歸酒拌　茯苓　白朮炒　人參　黃芩

黃芪（鹽水拌炒）各一錢　防風二錢

㕮咀，先以蒼朮一片，水五升，煎去朮，入藥再煎至二升，終日飲之，柤再煎服。

愚按：《機要》云：治瘡之法，當分三因。用前二劑者，蓋爲外因之治也。邪在表者，用人參敗毒散散之，後復內托，復前散托之，使邪不得內侵，固爲善也。亦有內因，邪在臟，致大便不通，宜用內疏黃連湯。又有不內外因者，便利調勻，飲食如故，都在經絡，宜用托裏榮衛湯，不可一槩用前二劑也。

內疏黃連湯

黃連（炒）　芍藥（炒）　當歸（酒拌）　檳榔　木香

黃芩（炒）　山梔（炒）　薄荷　桔梗（炒）　甘草（各七分）

連翹（一錢半）　大黃（炒，二錢）

作一劑水二鍾煎八分食前服

托裏榮衛湯

黃芪炒　紅花　桂枝　蒼朮米泔浸炒　柴胡

連翹各一錢　羌活　防風　當歸身酒拌　甘草炙

黃芩各七分半　人參五錢

作一劑水二鍾煎八分食遠服

癰疽大渴發熱或瀉或小便如淋宜用竹葉黃芪湯

竹葉黃芪湯

生地黃　黃芪各二錢　當歸酒拌　淡竹葉　川芎

甘草炙　黃芩炒　白芍藥炒　人參　半夏

石膏煆各錢

作一劑水二鍾薑三片煎八分食遠服

七

愚按前證七惡中之一惡也此方治之其功甚捷亦有左手脉浮大而熱或渴者宜發散表邪右手脉沉實而熱或渴者宜疎去内邪若潰後作渴或小便如淋或脉大而無力者屬氣血虚也宜大補氣血亦有潰後熱不止或作渴遂以爲敗證不治若素有胃火或胃經熱毒未盡胃脉尚數者仍宜服前湯服而脉反大熱愈甚渴愈作斯爲敗證蓋因真氣虚而邪氣實也今之潰瘍畏石膏黄芩二藥性寒多不肯服若胃脉未靜非此藥莫能治也苟因循日久則消鑠氣血膿血愈多氣血愈虚反成敗證矣治者當舍證從脉可也大抵瘡瘍之證七惡内見一二惡甚可畏虚中見惡證者不治實證無惡候者自愈

又方托裏黄芪湯

黃芪炒六錢　甘草炙八　瓜蔞根各一錢

作一劑水二鍾煎八分頻服之加人參一錢亦可愚用此方治氣虛作渴甚効若氣血俱虛或膿血大泄作渴或兼發熱者宜用托裏養榮湯

托裏養榮湯

人參　黃芪炙　當歸酒拌　芍藥炒　川芎

白朮各一錢　五味子炒研　麥門冬去心　甘草炙各五分　熟地黃用生者酒拌銅鍋內蒸半日

作一劑用水二鍾薑三片棗二枚煎八分食遠服

癰疽膿血大泄敗臭痛甚宜用黃芪人參湯

黃耆人參湯

人參　蒼朮米泔浸炒　白朮炒　陳皮　麥門冬去心

當歸酒拌　神麴炒　甘草炙　五味子杵炒各一錢
黃耆炙二錢　黃柏炒　升麻各四分
作一劑水二鍾薑三片棗二枚煎八分食遠服
愚按前證七惡中之二惡也宜用此方治之亦有潰後虛而發熱或作痛少寐尤效若痛少止大便不實黃柏麥門冬可不用蓋恐其中也凡瘡膿潰之後若脉洪大則難治自利者不治
癰疽喘急恍惚嗜臥此心火刑肺金宜用人參平肺散

人參平肺散

桑白皮炒　知母炒七分　杏仁去皮尖炒　地骨皮　紫蘇
橘紅　半夏薑製　茯苓　青皮　人參各一錢
甘草炙五分　五味子杵炒廿粒
作一劑水二鍾薑三片煎八分食遠服

愚按此方理氣清肺化痰之劑若肺脉洪數無力者宜用此藥兼發熱作渴脉洪數有力者宜用如金解毒散此證火[illegible][illegible]

爲惡候面赤者亦不治

如金解毒散 方見後

癰疽目斜視上黑睛緊小白睛青赤肝挾火邪宜用瀉青丸

瀉青丸

當歸 酒拌　川芎　山梔仁 炒　羌活　草龍膽 酒拌炒

防風　大黃 酒拌炒各等分

爲細末煉蜜丸雞頭實大每服一丸煎淡竹葉湯化下日進二三服如瀉去大黃加荊芥或用黃連瀉心湯一二劑亦可

愚按前證七惡中之三惡也若肝脉弦緊洪數者最當亦有目視不正睛不瞭瞭脉微或浮者乃真氣虛也宜用大補之

劑夫瀉青者瀉肝經之火邪也肝屬木其色青故耳

癰疽四肢沉重宜用胃苓湯

胃苓湯

蒼朮二錢米泔浸炒　厚朴薑製　陳皮　甘草炙　白朮炒各一錢　茯苓一錢七分

澤瀉　木香　白芍藥炒各一錢　官桂五分　淡竹葉二十片

作一劑水二盅薑三片棗二枚煎八分食前服

愚按前症七惡中之五惡也服而若脾氣醒濕氣除宜用參苓白朮散之類多服恐導損津液

參苓白朮散

人參　茯苓　白朮炒　蓮肉去心　砂仁炒杵　薏苡仁炒

山藥各二兩　桔梗炒　甘草炙　白扁豆姜汁浸炒去皮

為細末每服二錢用石菖蒲煎湯調下

癰疽嘔吐不下食不知味宜用橘半胃苓湯

橘半胃苓湯

橘紅　半夏薑製各一錢　蒼术米泔浸炒　白术炒　厚朴姜製　甘草炙

茯苓　人參　澤瀉　茅根各二錢　薑汁數匙

作一劑水二鍾煎一鍾入薑汁煎一二沸作十餘次飲之

愚按前證七惡中之六惡也用此方後胃氣將醒宜用六君子湯兼服之亦有煩燥飲冷不食脉沉實而嘔者恐不可用此宜用內踈黃連湯

內踈黃連湯方見前

癰疽聲嘶色敗脣鼻青赤面目浮腫宜用調胃白术散

調胃白术散

白术炒　茯苓各二錢　陳皮　白芍藥炒　檳榔

澤瀉 各一錢　木香 五分

作一劑水二鍾薑三片煎八分食後服如腫不退加

白朮 炒　枳實 麩炒各一錢

愚按前證乃七惡也用此方若濕除氣少退用六君子湯參苓白朮散之類大便不實尤效再用檳榔木香恐傷真氣也亦有真氣虛而致前證者尤不宜用二藥

六君子湯

人參　白朮　茯苓　半夏 薑製　陳皮 各一錢　甘草 炙五分

作一劑水二鍾薑三片棗三枚煎六分食遠服

參苓白朮散 方見前

癰疽胸滿腹痛泄瀉咳逆惛憒宜用托裏溫中湯

托裏溫中湯

羌活　乾薑炮各一錢　附子炮四錢　益智仁碎　丁香
沉香　木香　茴香各一錢　甘草炙一錢　陳皮一錢
作一劑水二鍾薑三片煎八分食前服
愚按此寒氣内陷之方也羅謙甫拾時從證曰内經云寒淫於内治以辛熱佐以苦温故以乾薑附子大辛熱温中外發陽氣自裏之表故爲君羌活味苦辛温透關節炙甘草甘温補脾胃行經絡通血脉胃寒則嘔吐吃逆不下食益智仁丁香沉香大辛熱以散寒爲佐瘡氣内攻氣聚而爲滿木香茴香陳皮苦辛温治痞散滿爲使也用治前證誠爲良方非指於醫治者不能立也若寒氣散中氣温宜用托裏健脾之劑
癰疽大痛不止宜用加味解毒湯
加味解毒湯

黃耆鹽水拌炒　黃連炒　黃芩炒　黃柏炒　連翹

當歸酒拌各七分　甘草炙　白芍藥　梔子仁炒各一錢

作一劑水二鍾煎八分服之藥下痛即止

愚按此方若脉洪大按之有力者用此解之其功甚大亦有便秘脉實而痛者宜用內疏黃連湯下之若潰而反痛者宜用內補黃芪湯補之穢氣所觸而痛者和解之風冷所逼而痛者溫養之丹溪云凡瘡不可不痛不可大痛煩悶者不治

內疏黃連湯方見前

內補黃芪湯

黃芪鹽水拌炒　熟地黃酒拌　人參　茯苓　甘草炙各五分　芍藥炒

川芎　官桂　遠志去心炒　當歸酒拌各八分　麥門冬去心五分

作一劑水一鍾半薑三片棗二枚煎六分食遠服

癰疽勢惡平陷一應無名疔毒活人無數宜用真人活命散

真人活命散 一名仙方活命飲

滴乳研　防風　白芷　貝母　赤芍藥

當歸尾　明沒藥研　皂角刺炒　天花粉　甘草節

川山甲炮各一錢　陳皮　金銀花各三錢

在背俞皂角刺為君　在腹募白芷為君

在胸次加瓜蔞仁二錢　在四肢金銀花為君

如疔瘡加紫河車草根三錢如無亦可

右為粗末瘡大四兩瘡小二兩作一劑無灰酒十茶鍾瘡小五茶鍾入有嘴瓶內以厚紙封口勿令泄氣煎至三大鍾去柤作三次服接連不限隨瘡上下服能飲酒者服藥後再飲三五杯此藥並無酒氣不動臟腑不傷氣血忌酸薄酒鐵器

服後側睡覺痛定回生神功浩大不可臆度

眞　眞人活法世間稀　大惡癰疽總可醫

人　消毒只如湯潑雪　化膿漸使肉生肌

偈　陰功何止萬人活　神效何須刻日期

云　留下仙方誠信授　存仁脩與上天知

愚當用此方不問陰陽虛實善惡腫潰大痛或不痛先用此劑大勢已退然後隨餘證調治其功甚捷誠仙方也

二黃膏　治一切腫毒

黃柏　大黃各等分

爲末用醋調搽如乾用水潤之

又方搨毒散

大黃一兩半　白芨一兩　朴硝二兩

爲末井水調搽如乾再搽

愚按此二方乃寒凉之藥若瘡瘍焮腫作痛屬陽之證宜用之或微腫痛而不焮赤者恐不宜用蓋氣血喜溫而惡寒冷氣入裏反爲難治之證矣

又方　治一切癰疽腫毒

草烏　貝母　天花粉　南星　芙蓉葉各等分

爲細末用醋調搽四圍中留頭出毒如乾仍用醋潤之

愚按此方藥性溫和常用不問陰陽腫潰並效

宣毒散　治一切毒瘡其功不可盡述

大黃煨五錢　白芷五錢

作一劑水二鍾煎一鍾食前服

愚按此方乃宣通攻毒之劑若脉沉實便秘者乃毒在臟也

宜服之以絕病源其功甚大或臟腑調和而脉不實恐不可用醫林集要方大黃一斤白芷六兩爲末每服三錢熱酒調下更用茶清調搽患處命名萬金散蓋因其功而珍之也當以水迸爲丸令可服吳江申僉憲兄背患疽本悶堅硬脉沉實乃毒在內用一服大小便二汚物再服而消恐患者忽此二藥故以所嘗治驗者告之

集香散　洗癰疽潰爛

白芷　藿香　茅香　香附

附風各二錢　木香　甘草各一錢

作一劑用水三碗煎數沸去柤淋洗患處

愚按此方乃馨香之劑也經云血氣聞香則行得臭則逆即此意也若瘡毒將盡宜用之若毒未盡或有瘀肉宜先用鍼

黄觧毒散觧之後宜用此方須用膏藥護貼使風邪弗入肌肉易生大凡一有瘡口即用膏藥貼之至收口爲度最忌生肌之劑

雄黄解毒散　治一切癰疽潰爛解毒凡下部濕毒作痒未膿者連用數次自消

雄黄一兩　白礬四兩　寒水石一兩

爲末用滚水二三碗乘熱入前藥一兩薰洗患處

神僊太乙膏　治癰疽及一切瘡毒不問年月深淺巳未成膿者並治之如發背先以溫水洗淨軟帛拭乾用綿帛攤貼之更用冷水送下血氣不通溫酒下赤白帶下當歸酒下咳嗽及喉閉纏喉風並用新綿裹置口中噙化下一切風赤眼揑作小餅貼太陽穴更以山梔子湯下打撲傷損外貼內服橘

皮湯下腰膝痛者患處貼之塩湯下壓血者桑白皮湯下以
蛤粉爲衣其膏可收十餘年不壞愈久愈烈又治瘰癧瘿瘡
並用塩湯洗貼酒下一丸婦人經脉不通甘草湯下一切疥
別煉油少許和膏塗之虎犬蛇蝎湯火刀斧傷者皆可內服外貼

玄參　白芷　當歸　肉桂　大黃　赤芍　生地黃各一

爲咀用麻油二斤入銅鍋內煎至黑濾去柤入黃丹十二兩
再煎滴水中捻軟硬得中即成膏矣予常用但治瘡毒并內
癰有奇效忽一婦月經不行腹結塊作痛貼之經行痛止後
隨前云治證用之無有不效愈知此方之妙也

生肌散　治瘡口不合

木香二錢　黃丹　枯礬各五錢　輕粉二錢

右件各另爲細末用猪膽汁拌匀晒乾再研細糝患處

愚按此方乃解毒去腐摂膿之劑非竟自生肌藥也蓋毒盡則肉自生常見患者往往用龍骨血竭之類以求生肌殊不知餘毒未盡肌肉何以得生反增潰爛耳若此方誠有見也亦有氣血俱虛不能生者當用托裏之劑又有風寒襲於瘡所不能生者宜用豆豉餅灸之若流注頑瘡內有膿管或瘀肉或癧核須用針頭散腐之錠子尤效如背瘡杖瘡湯火瘡大潰當用補藥當歸膏則能去腐生新痛大有神效

豆豉餅　治瘡瘍腫硬不潰及潰而不斂并一切頑瘡惡瘡用江西豆豉為末唾津和作餅子如錢大厚如三文置患處以艾壯於餅上灸之餅乾再用唾津和作如有瘡腫大用漱口水調作餅覆患處以艾鋪於餅上燒之如未成者用之即消已成者縱不能全消其毒頓減前人俱稱有奇功不可忽之

神效當歸膏　治癰疽瘡毒及湯火杖瘡潰爛最能止痛推陳致新

當歸二兩　麻油四兩　白蠟五錢如用黃蠟一兩尤效

先用當歸入油煎至焦黑色去柤入蠟溶化即成膏矣此方用蠟為君前人每云蠟為外科之要藥生肌定痛續筋補虛其功不可盡述常見善訟者杖後隨食蠟兩許飲酒一二碗一睡之後血散痛止輕者即消重者雖腐潰亦易愈可見蠟之功為大用者不可忽之

癰疽勢退調治隄防作渴宜用加減八味丸

加減八味丸　補腎止口渴虛煩

五味子　乾山藥各四兩　官桂一兩　白茯苓

牡丹皮白者佳　澤瀉蒸各三兩　山茱萸肉四兩酒拌搗膏

熟地黃用生者八兩酒拌銅器蒸半日即為熟地砂器亦可搗膏

爲細末入二膏加煉蜜或酒糊丸梧子大每服七八十丸空心溫酒下鹽湯亦可

愚按此方乃陰虛火動之劑也瘡疽瘥後及將瘥口渴甚者舌黄堅硬及未患先渴或心煩躁渴小便頻數或白濁陰痿飲食少思肌膚消瘦及腿腫脚先瘦及口齒生瘡不絶此乃腎水枯涸不能上潤心火炎上不能既濟服此藥以生腎水降心火諸證悉退誠良方也○一男子作渴日飲水數碗冬月亦然彼用前方去肉桂服之不應○一男子患此欲治以前丸彼謂肉桂性熱乃服知母黄柏等藥渴不止背發疽而歿○一男子亦患此證漸消瘦與前丸數服渴減半一劑而瘥再劑形體輕壯夫肉桂腎經藥也前證乃腎經虛火炎上無制爲患用肉桂導引諸藥以補之及引虛火歸原故效○

一男子口舌糜爛津液短少眼目赤小便數痰涎壅盛脚膝無力或冷或午後脚熱勞而愈盛數年不愈服之即愈此皆治驗

地黄大補丸　治癰疽愈後作渴

龜板酒炙兩半　黄柏酒炒五錢　知母去皮五錢酒拌擣膏

人參一兩　熟地黄用生者兩半酒拌銅器蒸半日擣膏

爲細末入二膏如前方丸服

大補腎氣丸　治證同前

五味子炒　黄柏酒炒各一兩　知母去皮酒拌擣膏

龜板童便炙二兩　熟地黄用生者二兩酒拌銅鍋內蒸半日

爲細末入二膏加酒糊和丸梧子大每服四五十丸五更酒送下塩湯亦可

愚按二方常治陰虛相火之證有奇效亦有中氣虛而作渴

須用六一湯補中益氣湯之類

補中益氣湯

黃耆炙錢半　甘草炙　人參　當歸酒拌

白朮炙各一錢　升麻　柴胡各三分　陳皮五分

作一劑水二鍾薑三片棗二枚煎一鍾空心服

六一湯 方見前

黃礬丸 定痛生肌　黃蠟真者二兩　明礬二兩

先將黃蠟溶開離火待少溫入礬末和勻衆手急丸如梧子

大每服二三十丸食前溫酒下每日二服

愚按此方不惟定痛生肌而已護膜止瀉消毒化膿及內攤

排膿托裏之功甚大或金石補藥發疽非此莫能治更用白

礬一兩每服一錢溫酒調下尤效有遍身生瘡狀如蛇頭名

白蛇頭瘡尤宜服之每日百丸方有功效若蛇蝎并一切毒蟲所傷瘡化藥塗患處内更服之其毒即解爲外科之要藥也服至三四兩之上愈見其功矣

秘方托裏散　治一應瘡毒始終常服不致内陷

瓜蔞大者一箇杵　當歸酒拌　黄芪鹽水拌炒　甘草　白芍藥各兩半

皂角刺炒一兩　金銀花一兩　天花粉一兩　熟地黄用生者一兩酒拌銅器蒸半日

用無灰酒五茶鍾和藥五兩入磁器内厚紙封口再用油紙重封置湯鍋内煮用蓋覆之養至藥香取出分服直至瘡愈

愚按此方藥品平易消毒之功甚大且不動臟腑不傷氣血不問陰陽腫潰屢用屢效誠仙方也常治發背腦疽勢盛者更隔蒜灸若脉沉實大小便秘者先用疏通而後用此其功甚捷若大毒已退不作膿或不潰者用托裏潰而不斂及膿清用峻補

三合湯　治癰疽不肯作膿

新江子肉　砒　班猫各等分

爲細末糁瘡内惡肉自化

愚按此方藥性太毒果惡毒之證宜用腐之更取以毒攻毒亦有陽氣虛不能腐化成膿者宜用大補之劑及桑木灸之以補接陽氣丹溪云氣血壯實膿自湧出大抵瘡之潰斂遲速乃血氣盛衰使然也

梧桐淚方

癰疽勢腫惡不潰堅硬以快利刀將患處劃成十字路用麵水調稠厚周圍瘡口外高起五分許如塘池樣將淚填半滿用好米醋滴淚上須臾自沸勿令滚出麵外次日用金銀花煎湯洗淨再如前用一次只用醋洗不痛爛肉自去

愚按此方果惡瘡惡肉不腐宜用之亦有陽氣虛不能腐化
者宜用大補之

李願顏先生口授治疔瘡

回生丹　非泛常之藥萬寶之秘傳治一切疔毒並有神效

金脚信　明硇砂　明乳　半夏

上緋丹名五分　江子肉不去油　明雄黃　大南星

南硼砂各一錢　大斑猫十五箇去頭足翅

為細末旋取蟾酥和丸麻子大硃砂為衣每服十五丸好酒
下看瘡生上下食前後服能飲者至醉如腫毒失治毒氣入
腹用此藥能起死廻生良久吐瀉俱作乃愈

飛龍奪命丹　治一切疔瘡惡毒神效

乾蟾酥二錢乳化　硼砂一錢磨成餅者真　沒藥

寒水石煅　硼砂　雄黃各三錢　乳香
硃砂　明礬枯各一錢　輕粉　水片各五分
蝸牛四十九箇研爲膏如無亦效　蜈蚣一條去頭酒浸焙乾
右各味俱另爲細末取蝸牛蟾酥研勻入前末熟杵丸如菉豆大
硃砂爲衣每服四五丸嚼葱白一口吐在手將藥包葱內用
溫酒吞下須臾汗出或少吐瀉毒即解
愚按前方乃慓悍攻毒之劑也蓋無經不至無氣不動者後
方尚緩若食一切禽畜毒物所致及瘡脉沉緊細數毒畜在
內并惡毒證欲汗吐者宜用前丹有神效老弱之人或瘡毒
稍輕者宜用後丹還更以隔蒜灸之爲良常治此疾先以隔
蒜灸之痛者灸至不痛不痛者灸至痛若灸之而不痛者明
灸之及針疔及四畔去惡血以後丹一粒入瘡頭針孔內以

膏藥貼之若針之不痛或無血者以針燒赤頻烙患處以痛爲度更宜服之眼黑見火光者此毒氣入臟腑也不治若患在手足紅絲攻心腹者就於紅絲盡處刺去惡血更服敗毒藥若紅絲近心腹者更挑破瘡頭去惡水以膏藥貼之如麻木者服後丹更以隔蒜灸明灸亦善凡人暴死多是疔毒用燈照看遍身若有小瘡即是宜急灸之候醒更服敗毒散或前丹發生方云人汗入肉食之則生疔瘡不可不慎予常用後方無硼砂血竭蜈蚣冰片名奪命丹甚效方見外科心法土緋丹即黄丹也

治冷癧青硬無頭陰毒

生鐵銹二錢　白松香一兩半　輕粉二錢　麝香少許

先將鐵銹松香爲細末入銚内加麻油一兩慢火煎數沸離火待熱少退入輕粉麝香末攪勻即爲膏矣收貯量瘡大小

攤貼患處

愚按此方常治瘡疥毒瘡皆效冷癰之證未試

御史散　治疔瘡

生鐵銹三錢

爲末木香磨酒調下分病上下食前食後服之得微汗而愈

愚按此方乃秘法也未嘗試用常治疔瘡有赤絲攻心腹者用鐵銹三錢牡蠣二錢青鹽一錢爲末挑破瘡頭以燈內油調搽其絲自回名喚回丹但未用服考之本草云鐵銹生鐵上衣也治惡瘡疥癬蜘蛛等咬蒜磨敷之亦未云服家藏方用貓兒眼草一擔細切以水擔餘浸二日煮百餘沸去柤取汁煎至三四碗用生鐵銹細研末三兩徐徐入汁內以鐵杖不住手攪再煎至二碗許成膏了治一切癰疽瘡毒甚效療

癧潰後塗瘡內尤效

四聖散　治熱毒及疔瘡

槐花炒　龜甲童便炙各四兩　鐵銹三錢　大黃如瀉不用

川山甲炮一兩　五靈脂炒各一兩

為末酒下三錢如疔瘡加紫河車根三錢

愚按此方清凉降火攻毒之劑非積熱陽證膿未成者恐不宜用

黑末子　治癤毒

用羊角連肉骨燒存性為末酒調三錢分上下服之癤可散

愚按此方未嘗用服甚秘方也常治面上或身卒得赤斑或

痒或㾦毒不治殺人以羖羊角燒存性研令極細末以雞子

清調塗之甚效本草亦云然

蟯蝦膏　治疔毒

蟯蝦三箇肚白者佳 黃蘇蟲十箇

右二味搗勻攪破患處貼之如患在手足間有紅絲上臂絲盡處將針挑斷出血仍用前藥

愚按此方常用有效如無蘇蟲亦效毒盛者更服敗毒藥蟯蝦即床蚵蝦也

拔毒散 治一切癰疽腫毒其功不可盡述

乳香 沒藥 川山甲炮 當歸

木鱉子各一錢 瓜蔞仁各八分 甘草炙五分 忍冬藤二錢

牙皂角炒七分 大黃生熟各一錢半 連翹一錢 貝母七分

作一劑用酒水各一鍾煎一鍾食前服

愚按此方攻毒止痛化膿之良劑也屢用屢驗若有膿或已潰者大黃可不用恐泄其真氣則膿若難潰潰者難斂也亦

有膿雖潰脉仍洪數或沉實喜冷者火邪尚在又所宜用

牡礪散　治血疝即便毒

當歸酒拌一錢半　甘草節一錢半　滑石煅一錢半　牡礪煅一錢半

大黃三錢　木鱉子五個杵

作一劑用水二鍾煎一鍾露一宿五更頓服冬月火溫服已

未潰膿血從大便出

愚按此方乃鹹寒導滯之劑若久膺房室大小便秘發熱焮

痛或交感忍閉精氣致精血交錯凝結疼痛便秘者宜用若

勞倦之人不甚焮痛大小便如常或小便赤色發熱不作膿

及潰而不斂宜用十全大補湯蓋此證多起於勞役不足或

房勞過度精氣俱虛之人俗云一石米瘡此言百日後可愈

也若大補氣血不旬日而愈何用百日蓋瘡之收斂在乎血

氣之盛也嘗治舉人凌待之虛而服剋伐藥幾致危殆予用托裏健脾藥而消秀才王文遠勞苦患之服小柴胡湯而表證散後用托裏藥膿成針之而旬日愈胡判官膿潰臍漏只大補之藥而已愈因新婚復發自用連翹消毒散致潰者不止竟致不救可見此證屬不足多矣非補不可大抵便毒屬肝經初起堅硬肝主筋故也五七日後當赤軟膿成故也若尚堅硬乃元氣不能腐化往往人見堅硬只欲內消反服攻散藥多致虛虛之禍前所治者即其驗也

十全大補湯

人參二錢　肉桂五分　地黃酒拌蒸焙　川芎

茯苓　白芍藥炒　白朮炒　黃芪鹽水拌炒

當歸酒拌各一錢　甘草炙五分

作一劑用水二鍾薑三片棗二枚煎八分食前服若潰而痔未盡者加金銀花連翹白芷各五分

威靈仙散　治便痔

威靈仙　貝母　知母各一兩

爲末每服三錢空心酒調下如不散再服

愚按此方通經去膿消痔補虛益氣蓋此證多患於陰虛之人此方乃是一見也亦有焮痛小便澀者宜先用加減龍膽瀉肝湯大小便秘焮腫作痛宜八正散增寒發熱荊防敗毒散然後用此方若不作膿或膿不潰宜用大補之劑潰而不斂者更用豆豉餅灸

加減龍膽瀉肝湯

龍膽草酒拌　澤瀉　車前子炒　木通

生地黃　當歸尾酒拌　山梔炒　黃芩各一錢

甘草生五分

作一劑水二鍾煎八分食前服如濕盛加黃連大便秘加大黃

八正散

大黃酒拌炒　車前子炒　瞿麥　萹蓄

山梔仁炒　木通　甘草各一錢　滑石煅二錢

作一劑水二鍾煎八分食前服

荊防敗毒散方見前

豆豉餅方見前

防風通聖散　治瘡瘍便毒若瀉去芒硝大黃能解暑月熱毒或遍身頭面患瘡

芍藥炒　芒硝　滑石煅　川芎　大黃煨

桔梗　石膏煅　荊芥　麻黃各四分半　山梔
白术　連翹　當歸　薄荷　甘草
防風　黃芩焙各八分　作一劑水二鍾煎八分服
愚按此方非表裏俱實大小便秘者恐不可用宜審之
郭氏神效烏金散　治一切瘡毒
蒼耳頭　小草鵶頭　火蔴頭　木賊去節　蝦蟆頭
樺皮節　麻黃去根節
愚按此方乃攻毒表散之劑外因用之爲宜前云再服解毒疏利之藥則又爲內因也果內外因者宜乎如此否則大犯禁庭矣常治外因者汗而不下內因者下而不汗玉機微義云此方治疔腫癰疽時毒附骨疽諸惡瘡等證若瘡黑陷如石堅硬四肢逆冷脉細或時昏冒譫語循衣煩渴危篤者服

此汗之瘡即起此可見治外因之專藥也常用有效蝦蟆頭
即草前草

郭氏青金錠子　治發背癰疽開瘡口去腐肉好肉自生
峻利生砒開瘡　緩劑煆去死肉用　慢劑去砒枯礬生好肉用

愚按此以毒攻毒之意也嘗一縣尹背瘡竟背腐潰色黯重
君負石甚危喜飲食頗進用桃紅散色漸赤負漸輕再用而
肌生更服托裏藥而愈蓋此亦大毒證非此峻藥莫能治此
亦用砒故用攻毒有效然有氣血虛不能腐潰宜補養血氣
常治發背初起未成膿先用烏金膏或援生膏點患處數點
以殺其大勢更服仙方活命飲如飲食少思或不甘美用六
君子湯加藿香連進三五劑如外皮腐動用雄黃解毒散洗
之每日用烏金膏塗患處候有瘡口即用紙作撚蘸烏金膏

維入瘡內若有膿爲筋膜間隔不出致作脹痛用針引之腐肉堵塞者去之若瘀肉腐觸用猪蹄湯洗如膿稠焮痛飲食如常瘀肉自腐用消毒藥與托裏相兼服之仍用烏金膏塗搽若瘀肉已離好肉即去之如膿不稠不稀微作痛飲食不甘瘀肉腐遲用桑柴灸患處更用托裏藥主治之瘀肉不腐或膿清稀不焮痛者服大補之劑仍用桑木灸之以補接陽氣解散欝毒其肉自腐

援生膏 治一切惡瘡及瘰癧初起點破雖未全消亦得以殺其毒

血竭錢 蟾酥三錢 麝香五分 雄黃五錢 輕粉三錢

乳香一錢 沒藥一錢

用蕎麥稭灰或真炭灰一斗三升淋灰湯八九碗將栗柴或桑柴文武火煎作三碗存一碗以備日久藥乾添用取二碗

盛於磁器內將前藥研為極細末入灰湯內用桃柳枝順攪再入好細石灰一升再攪勻過一宿却分於小磁罐收行凡遇諸惡瘡點當頭一二點一日換二次次日又一次以出血水為度如藥乾却加所存灰湯少許調之

烏金膏　解一切瘡毒及腐化瘀肉此藥最能推陳致新用巴豆一味去殼炒焦研如膏點癰處則解毒塗瘀肉則自腐化加乳香沒藥少許亦可如經瘀肉人香油少許稠稀可用但人謂巴豆有毒炒焦用之其毒已去不過能去舊生新耳何毒之有

桑木灸法　治發背癰疽瘀肉不腐潰或不起發陰瘡瘰癧流注臁瘡頑瘡惡瘡久不愈者須多灸為佳此法未潰則拔毒止痛已潰則補接陽氣誠良方也用桑木燃着吹熄焰用火

灸患處每次灸片時以瘀肉腐動爲度丹溪云火以暢達拔引鬱毒此從治之意也

豬蹄湯　治一切癰疽消腫毒去惡肉潤瘡口止疼痛

白芷　黄芩　赤芍藥　當歸

羌活　甘草　露蜂房（蜂兒多者佳各五錢）

先以豬蹄一隻用水四五碗煮熟取清湯入前藥煎二十餘滚去藥滓洗患處隨用膏藥貼貼

内疏黄連湯（方見前）　治焮腫發熱

愚按此方乃疏通攻毒之劑也毒在臟致便秘溢脉沉實嘔啘心煩發熱者服之輒效

破棺丹　治熱毒癰疽

大黄（二兩半生半熟）　芒硝　甘草（各二兩）

右爲末煉蜜丸如彈子大每服一丸用童便加酒半盞淶白湯和酒化服

愚按此方乃醎寒解毒之劑若脉沉實發熱多汗大渴煩躁便秘或譫語結陽之證用之即效如無前證恐不宜用

如金解毒散　治肺癰

桔梗一錢　甘草半錢　黄連炒　黄芩炒　黄柏炒　山梔炒各七分

作一劑水二鍾煎八分作十餘次呷之不可急服

愚按此方乃降火解毒之劑也發熱煩渴脉洪大者用之與效若脉數咳痰腥臭或唾膿痰宜用桔梗湯大抵肺癰之證肺脉洪大或吐膿不止者難治微濇自止脉短濇者自愈面赤火剋金也不治

桔梗湯　治欬而胸隔隱痛兩胠腫滿咽乾口燥煩悶多渴時

出濁唾腥臭小便赤色大便多澁
桔梗炒　貝母去心　當歸酒浸　瓜蔞仁杵　枳殼麩炒
薏以仁炒　桑皮炒　甘草節　防已去皮各一錢　百合
五味子　地骨皮　甜葶藶炒　杏仁去皮尖　知母炒五分
黃芪鹽水拌炒錢　作一劑水一盞半薑三片煎至七分不拘
時溫服咳加百藥煎熱加黃芩大便不利加煨大黃少許小
便澁甚加木通車前子煩躁加白茅根咳而痛甚加人參白[illegible]

瀉白散　治肺癰
桑白皮炒二錢　地骨皮　甘草炙　貝母去心
紫菀　桔梗炒　當歸酒拌各一錢　瓜蔞仁半錢
作一劑水一鍾薑三片煎八分食遠服
愚按此方乃瀉肺邪消毒之劑也若喘欬唾痰沫肺脉浮數

者用之有效如脉大發熱作渴宜用解毒散解之而後用此劑其或唾膿之際宜排膿如唾膿後及脉將安宜補肺初起胸隔脹滿喘急咳嗽宜發散表邪

排膿散　治肺癰吐膿後宜服此排膿補肺

黃芪鹽水拌炒　白芷　五味子炒杵　人參各等分

爲細末每服三錢食後蜜湯調下

寧肺湯　治咳嗽唾膿自汗上氣喘急用此補肺及治榮衛俱虛發熱自汗

人參　當歸酒洗　白术　熟地黃　川芎

白芍藥　甘草炙　五味子搗炒　麥門冬去心　桑白皮

阿膠蛤粉炒各一錢　白茯苓一錢　作一劑水二鍾薑三片煎八分食後服

青龍湯　治肺經受寒咳嗽喘急服此發散表邪

半夏湯炮七次二兩半　乾薑炮一　細辛　麻黃去節
肉桂　芍藥　甘草炙各三錢　五味子二兩
每服五錢水一鍾薑三片煎七分食後服

附子散　治腸癰
薏苡仁二兩半　附子炮五錢　敗醬草一兩二錢
每服四錢水煎空心溫服
愚按此方乃辛熱之劑也若積久陰冷所致宜用丹溪云身甲錯腹皮急按之濡如腫狀腹無積聚身無熱脉數此腸內有癰積久陰冷所致故金匱有用附子溫之即此方也

茯苓湯　專治腸癰
赤茯苓　桃仁去皮尖各一錢　甜瓜子研
芒硝　大黃炒各二錢　牡丹皮一錢半

作一劑水二鍾煎一鍾食前服

牡丹皮湯　專治腸癰

牡丹皮一錢　大黃炒　桃仁去皮尖　芒硝各二錢

瓜蔞仁一錢研　作一劑水二鍾煎一鍾食前服

愚按此二方乃行血破血之劑也如發熱自汗惡寒小腹作痛小便如淋脈遲者有效丹溪云小腹腫痞按之痛小便如淋或自調發熱身無汗復惡寒其脈遲緊者膿未成宜下之當有血此內結熱所成也故金匱有用大黃利之即此方也若無前證恐不宜用亦有腹內脹痛脈滑數或膿已下或後重時時而下宜用排膿散太乙膏蠟礬丸及托裏藥

排膿散　治腸癰小腹脹痛脈滑數或裏急後重或時時下血

黃芪鹽水拌炒　當歸酒拌　金銀花　白芷

川山甲炒　蛤粉　防風　連翹　瓜蔞杵　白芷各一錢

作一劑水二鍾煎八分食前服若膿將盡去川山甲連翹加

當歸川芎或爲末每服三錢食後蜜湯調下亦可

太乙膏方見前

蠟礬丸方見前

薏苡仁湯　治腸癰煩毒〻不安

薏苡仁五錢　瓜蔞仁研四錢　桃仁去皮尖实錢　牡丹皮二錢

作一劑水二鍾煎一鍾食前服

愚按此方藥品和平其功且速常治腹痛或發熱或脹滿不

食水道澁滯産後多有此證或月經欲行或行後作痛尤效

外科經驗方　薛氏醫按

吳郡薛　己著
新安吳玄有校

腫瘍

人參敗毒散加荊芥防風名荊防敗毒散

治癰疽疔腫發背乳癰等證增寒壯熱甚至頭痛拘急狀似傷寒者宜服一二劑以衰其毒輕則内自消若至六七日不消可服托裏消毒散

人參　前胡　柴胡　羌活　獨活　川芎　桔梗　枳殼麩炒　茯苓　甘草各一錢

作一劑水二鍾煎八分食遠服

如熱甚或痛甚者加黄芩黄連　大便不通量加大黄煨杵碎

托裏消毒散　治一切癰疽服前藥不消者宜服此藥未成即

消已成即潰腐肉易去新肉易生如有瘡口宜貼膏藥斂即

不用切忌早傅生肌之藥

人參　黄耆鹽水拌炒　當歸酒拌　川芎　芍藥炒

白术炒　茯苓各一錢　白芷　金銀花各七分　甘草五分

作一劑用水二鍾煎至八分瘡在上食後服瘡在下食前服

仙方活命散　治一切癰疽疔腫不問腫潰

川山甲同蛤粉炒黄色　甘草節　防風　没藥

赤芍藥　白芷各六分　當歸尾　乳香各一錢

天花粉　貝母　皂角刺各八分　金銀花

陳皮各三錢　作一劑用酒一大碗同入瓶内紙糊瓶口

慢火煎數沸去柤病在上食後服病在下食前服能飲酒者

服藥後再飲三兩杯尤好

金銀花湯　治一切癰疽發背疔瘡及喉閉乳蛾等證用金銀花藤葉搗爛取汁半鍾和熱酒半鍾溫服甚者不過三五服可保無虞

忍冬藤酒　一名金銀花酒　治食膏粱炙煿過多及服金石補藥日久發疽預服免患

忍冬藤鮮者五兩乾者一兩　大甘草節一兩

作一劑用水三鍾煎至二鍾入無灰好酒一鍾再煎十餘沸去柤分三次服能飲酒者一次服另取藤搗爛酒調敷患處中留頭出毒乾再搽

槐花酒　治發背及一切瘡毒不問已成未成但焮痛者並治之

用槐花四五兩微炒黃乘熱入酒二鍾煎十餘沸去柤熱服未成者二三服已成者一二服

治癰疽發背疔腫惡瘡一二日至五六日不問痛否取大蒜切片如三錢厚置瘡頭上用艾壯於蒜上炙之三壯換蒜痛者炙至不痛不痛者炙至痛毒氣自然隨火而散丹溪云火以暢達拔引鬱毒此從治之意若瘡頭多即用大蒜搗爛敷患處攤艾於蒜上燒之更服槐花酒一二劑若至數日不甚腫痛及不腐潰者此屬血氣不足尤當多灸及服溫補藥切忌寒涼之劑

神功散　治發背癰疽及諸瘡不問腫潰並治之

黄柏一兩炒爲末　草烏一兩炒爲末

用漱口水調入香油少許搽患處如乾仍用水潤之

潰瘍

黄耆人參湯　治諸瘡潰後食少倦怠口舌乾燥或寒熱往來

驚悸少睡並治之

黄耆鹽水拌炒三錢　人參　白朮炒　蒼朮米泔水浸炒一錢

陳皮一錢　當歸酒拌　炙甘草一錢　麥門冬五分去心胃寒不用

神麯炒五分　升麻一分　黄柏三分酒炒腹不實者去之

五味子五分搗碎炒　作一劑用水二鍾薑三片煎至一鍾食

遠服如少睡加酸棗仁炒一錢肌肉遲生加白斂去皮一錢

乳香止痛散　治諸瘡潰爛疼痛不忍

乳香　没藥各二錢　寒水石煆　滑石各四錢　冰片半分

爲細末搽患處

雄黄解毒散　治一切癰腫潰爛毒熱甚者先用此藥二三次

以後用猪蹄湯

雄黄一兩　白礬二兩　寒水石煆一兩

用滚水二三碗乘熱入前藥一兩洗患處以太乙膏或神異膏貼之

豬蹄湯　治一切癰疽消腫毒去惡肉潤瘡口止痛

白芷　黃芩　當歸　羌活

赤芍藥　生甘草　露蜂房蜂兒多者各五錢

用豬蹄一隻水四五碗煮熟去油柤入前藥煎數沸去柤溫

洗隨用前膏藥貼之

神仙蠟礬丸　治癰疽及腸癰托裏消毒固臟腑止疼痛

黃蠟七錢　白礬一兩細研

鎔蠟候溫入礬末和勻丸梧子大每服三五十丸食遠滾湯送下

治諸瘡久不合口用炮附子去皮尖爲細末唾津和隨瘡大小作餅置患處用艾壯於餅上灸之更服大補氣血藥用江西豆豉爲餅多灸之亦效

加減八味丸　治疽瘥後及將瘥口乾渴舌或堅黃及未病先渴益腎水制心火

肉桂一兩　山茱萸用肉酒拌搗膏　山藥各四兩　澤瀉蒸三兩

五味子微炒四兩　牡丹皮白者佳　白茯苓各二兩　熟地黃八兩酒浸搗膏

爲末入二膏加蜜丸梧子大每服七八十丸空心鹽湯送下

太乙靈應膏　治一切瘡疽及跌打損傷與濕爛

玄參　大黃　肉桂　白芷　生地黃　芍藥　當歸各一兩

爲咀用香油二斤浸五七日煎至黑色去柤徐徐下黃丹一斤再煎二十餘滚滴水成珠即爲膏矣加沒藥乳香一兩亦可

疔瘡

奪命丹　治諸般腫毒疔瘡

蟾酥　輕粉各五分　硃砂三錢　白礬枯　寒水石煆

銅緑各一錢　蝸牛二十箇別研如泥一方無亦可　乳香　沒藥
麝香各一錢
為末將蝸牛泥為丸如丸不就加酒糊少許丸如菉豆大每服一二丸用生蒜頭三莖嚼爛同藥以熱酒送下出汗為度無汗再進一服

疔瘡之證初生其狀甚微多在四肢頭面骨節之處痒痛難忍增寒壯熱可服荆防敗毒散一二劑或奪命丹一服若有紅絲自瘡向腹走者宜撥破瘡頭去惡血以膏藥封貼如針之不痛可用奪命丹一粒入瘡内毒即消如生唇面口内有紫筋者宜挑斷吐去毒血噙奪命丹一二粒毒入喉入腹俱不治

槐花酒　治一切疔瘡腫毒方見前

忍冬藤酒　治一切疔毒及發背癰疽並治之方見前

乳癰

神效瓜蔞散　治乳癰乳勞

瓜蔞大者一箇搗　甘草半兩　當歸半兩　沒藥另研

乳香各一錢另研　作一劑用酒三碗煎至二碗分三次食後飲

柤穀罨處陳良甫云如有乳勞便服此散可杜絶病根如毒

已成能化膿爲水毒未成者則從大小便散之

消毒散　治吹乳乳癰并便毒如增寒壯熱或頭痛者宜先服

人參敗毒散一二服方可服此藥如無前證卽服此藥二三

劑或癧不消宜服托裏藥

青皮去白　金銀花　天花粉　柴胡

殭蠶炒　貝母　當歸酒拌　白芷各二錢

用水二鍾煎至一鍾食遠服如便毒加大黄一錢煨空心服

又方治吹乳乳癰不問已成未成用蒲公英一握黄花春時開搗爛

人酒半鍾取酒温服粗貼患處甚者不過三五服即愈

瘰癧

瘰癧者結核是也或在耳前連及頤頷下至缺盆（在鎖子骨陷）皆謂瘰癧手少陽三焦經主之或在胸及胸之側皆謂馬刀瘡手少陽膽經主之大抵二經多氣少血初生如豆粒漸如梅李核或一粒或三五粒按之則動而微痛不甚熱惟午後微熱或夜間口乾飲食少思四肢倦怠或堅而不潰潰而不合皆由血氣不足故往往變爲勞瘵況其症原不係膏粱丹毒之變因虛勞氣鬱所致宜以益氣養榮之藥治之其瘡自消若不詳脉證經絡受證之異及虛實之殊槩用追蝕毒藥及牽牛斑貓流氣飲十宣散敗毒散治之則先犯病禁經禁以致血氣愈損反爲敗證矣可不慎哉丹溪亦云或有風毒熱毒

氣禀之異更宜斟酌而治之

益氣養榮湯　治抑鬱及勞傷氣血頸項或四肢腫硬或軟而不赤不痛日晡微熱或潰而不斂並治之

人參一錢　白朮炒二錢　茯苓　陳皮　貝母

香附子　當歸酒拌　川芎　黃耆鹽水拌炒

熟地黃酒拌　芍藥炒　桔梗　甘草炒各一錢

作一劑姜三片用水二鍾煎至八分食遠服

胸痞人參熟地黃各減三分口乾加五味子麥門冬往來寒熱加軟柴胡地骨皮膿清加人參黃芪膿多加川芎當歸膿不止加人參黃芪當歸肌肉遲生加白斂官桂

夏枯草湯　治瘰癧馬刀不問已潰未潰或日久成漏用夏枯草六兩水二鍾煎至七分去柤食遠服此生血治瘰癧之聖

藥虛甚當煎膿膏服并塗患處多服益善兼十全大補湯加
香附子貝母遠志尤善
治瘰癧已成未成已潰未潰以手仰置肩上微舉起則肘骨尖
自見是灸處如患在左灸左肘患在右灸右肘若左右俱患
兩肘皆灸灸以三四十壯爲度更服補劑灸三次瘡自除如
患三四年不愈者辰時灸至申時三灸即愈更服益氣養榮
又方灸瘰癧未成膿者用大蒜切片如三錢厚安患處用艾炷
於蒜灸之至三壯換蒜每日灸十數蒜片以拔鬱毒如破久
不合內有核或瘀肉此因血氣不足不能腐爛以銅錢鋋輕
輕連衣膜取去縱瓜蒂亦不痛不必畏懼更用江西豆豉爲
末唾津和爲餅如前灸之以助陽氣內服補藥外貼琥珀膏
或太乙膏瘡口自合

又方治瘰癧已破核不腐致瘡口不斂或貼琥珀膏不應用蒜
效針頭散傅之以去腐肉以如神散傅之更服益氣養榮湯
若血氣虛者先服益氣養榮湯待氣血稍充方用針頭散仍服前湯

如神散　治瘰癧已破瘡口未合

松香末一兩　白礬三錢　為細末油調搽乾糝亦可

散腫潰堅丸　治瘰癧馬刀瘡服益氣養榮湯不能消散者宜
服此丸五日又服益氣湯五日如此相兼服之不應以針頭
散傅之

知母酒拌炒　黃柏酒拌炒　瓜蔞根酒拌　昆布酒拌炒
桔梗　黃芪酒拌炒　連翹　黃連炒
京三稜酒拌炒　葛根　白芍藥各二錢　升麻
當歸稍酒拌　柴胡　甘草各一兩　草龍膽四兩酒炒

黃芩一錢五分一半酒炒一半生用

爲細末煉蜜丸如菉豆大每服一百丸或一百五十丸滚湯送下

加味敗毒散即荆防敗毒散加牛蒡子玄參治風熱上壅頭痛或因怒氣鬱寒壯熱如四五劑不退宜服益氣養榮湯方見前

神秘散治瘰癧服散堅丸及養血氣藥不應者宜進此藥更以養血氣藥服之

斑猫二十一個去頭足翅同糯米炒去米不用爲末　荆芥穗末二錢

黑牽牛末炒一錢　直殭蚕末炒二錢

和勻每服一錢五更溫酒調下日午惡物從小便中下如小便澁或痛宜以葱茶湯或木通湯即下更吃米粥補人不下次日五更再服必以下爲度若脉半濇或洪大無力者不可服

時效針頭散追蝕惡瘡瘀肉

赤石半兩 乳香 白丁香各二錢 砒半錢

黃丹各一錢 輕粉 麝香 蜈蚣一條焙

爲細末糝於瘀肉上或瘡口小就搽瘡口上肉自去更以膏藥貼之肉亦去嘗用砒末二錢以白礬末二錢和勻同飛過用礬一錢合藥亦效但不及生砒之功速耳

琥珀膏 治瘰癧腫硬或穿破膿水不絕經久不瘥或成瘻疾及癰疽並貼之更服益氣養榮湯

琥珀 丁香 木香各三錢 桂心半兩 硃砂細研

白芷 當歸 防風去蘆 木鱉子去殼 木通各半兩

黃丹七兩 柳枝三兩 松脂二兩 麻油一斤二兩

內除琥珀丁香桂心硃砂木香爲細末餘藥剉咀以油浸五日入鐺中以慢火熬候白芷焦色濾去下松脂末及黃丹以

柳枝不住手攪滴水中試軟硬如軟再煎得中方入琥珀等末攪勻磁器盛貯用旋攤

咽喉口齒

清胃散　治胃經有熱牙齒或牙齦腫痛或牽引頭腦或面上發熱並治之

當歸身酒拌　黃連　生地黃俱酒製各一錢　牡丹皮一錢五分

升麻二錢

作一劑用水二鍾煎至七分食遠服

玄參升麻湯　治心脾壅熱舌上生瘡或木舌重舌或連頰兩邊腫痛並治之

玄參　赤芍藥　升麻　犀角鎊末

桔梗　管仲　黃芩各一錢　甘草錢半

作一劑水二鍾煎八分入犀角食後服

硼花散 治口舌生瘡

玄胡索一兩 黃柏半兩 密陀僧 青黛各二錢

爲末每用少許付之有涎吐出再搽

碧雪 治一切積熱口舌生瘡心煩喉閉及牙齒齦作痛

芒硝 青黛 寒水石煅 石膏煅各研水飛

朴硝 馬牙硝 甘草 滑石各二兩

將甘草煎湯二升入諸藥再煎用柳枝不住手攪令消溶入青黛和勻傾砂盆內候冷結凝成霜取霜研爲末每用少許含化嚥津如喉閉不能嚥下用竹管吹藥入喉中

金鑰匙 治一切喉風及痰涎壅塞水漿不下不識人事者宜刺患處去血即消或刺少商穴在左手大指內側去爪甲韭葉許急者二處並刺穴繪圖於後

焰硝一兩五錢　白殭蠶一錢炒　硼砂五錢　片腦二分半
雄黃二錢　研末和勻以竹管吹入喉中有涎吐出內服
荊防敗毒散如大便秘加大黃朴硝

破關丹　治乳蛾喉閉纏喉風等證
蓬砂末五錢　霜梅肉一兩搗爛二味研勻
九芡實大每服一丸噙化嚥下內服荊防敗毒散

又方治虛火炎上用炮附子去皮尖切片噙之或研爲末用唾
津調塗腳心亦可

又方用肉桂爲末噙之

治諸骨鯁
用象牙末吹患處

又方用五倍子茶葉爲末吹患處

囊癰

加味瀉肝湯　治肝經濕熱不利陰囊腫痛或潰爛皮脫睾丸懸掛或便毒及下疳腫痛或潰爛並治之

龍膽草酒拌炒　當歸稍　車前子炒　澤瀉

生地黃　芍藥炒　黃連炒　黃柏酒拌炒

知母酒拌炒　防風各一錢　甘草稍五分

作一劑水二鍾煎八分食前服外敷烏金散

烏金散

麩炭　紫蘇葉　爲末各等分香油調搽

加味小柴胡湯　治囊癰腐爛或飲食少思日晡發熱

柴胡　人參　黃芩炒　川芎　白术炒

黃耆鹽水浸炒　當歸酒洗　甘草　黃栢酒拌炒　知母酒拌炒各一錢

半夏五分 作一劑水二鍾煎八分食前服
痛甚加黃連 小便不利加木通

下疳

勝金散 治下疳潰爛或疼痛
黃連 黃栢 輕粉 硃 孩兒茶各五分
氷片一分 爲細末香油調搽內服加味瀉肝湯

加味瀉肝湯 治下疳腫痛或潰爛不愈方見前

加味小柴胡湯 治下疳潰爛發熱少食方見前

痔瘡 肛門便血

槐角丸 治痔漏腫痛或便血
槐角一兩 防風 地榆 枳殼麸炒 當歸酒各一兩
爲末煉蜜丸梧桐子大每服五十丸空心滚湯下腫痛或便

秘飲槐花酒膿多或倦宜服黃耆人參湯潰而作痛宜服乳香止痛散

雙解散　治男子交感强固精氣以致精血交錯肛門連拗腫痛大小便澁滯

辣桂　大黃炒　白芍藥　澤瀉　牽牛炒搗　桃仁去皮尖各二錢半　甘草五分　乾薑一錢

作三劑水二鍾煎七分空心并食前服

秦艽白术湯　治痔瘡作痛大便乾燥或下血

秦艽　桃仁去皮尖研膏　皂角仁煅存性　枳殻麸炒　當歸尾酒拌　澤瀉　白术各一錢二分　地榆一錢炒黑不止[illegible]之

作一劑用水二鍾煎八分食前服

袪風潤燥湯　治痔瘡焮腫作痛大便秘澁

防風　荆芥　羌活　黄連　黄芩　秦艽　枳殻各一錢半

當歸酒拌　皂角仁去皮燒存性　桃仁去皮尖研　澤瀉　紅花各一錢

大黄煨二錢　作一劑用水二鍾煎八分食前服

治痔瘡下疳瘡

臘月取羊膽一枚入片腦末一分置風處用時以凉水化開頻敷患處內服槐子酒或加味瀉肝湯熊膽更佳如眼痛者點之尤效

又方治痔瘡痛不可忍

槐樹根七兩不犯鐵搗碎　片腦末一分　指甲草七顆蜀人呼為苦草採選備飢民亦食之高二三寸　作一劑用水二鍾煎一小盞入水片末纔過熱敷患處內服槐子酒無指甲草亦可

用黃連吳茱萸等分熱湯拌濕罨一二日同炒各另爲末各糊爲丸如梧子大每服一二錢糞前紅服茱萸丸糞後紅服黃連丸俱酒下如四五服不應者乃氣虛不能攝血以六君子湯加黄耆地松治之再不應以補中益氣湯倍加柴胡升麻升舉之切忌寒涼之劑

便癰

雙解散　治男子交感强固精氣致患便癰腫痛或發熱宜用此藥一二服如不消更服補中益氣湯

荆防敗毒散　治便癰發寒熱或拘急頭痛方見前

加味瀉肝湯　治便癰腫硬不消或小便澁滯方見前

仙方活命飲　治便癰不潰痛甚方見前

托裏消毒散　治便癰不作膿或不潰方見前

加味十全大補湯　治便癰膿清或不斂　方見後

神效瓜蔞散　治婦女患便癰不潰或痛甚及乳癰一切癰疽等毒並治之　方見前

補中益氣湯　治勞役患便癰不消

人參　黃耆（鹽水拌炒）　白术（炒，各一錢五分）　當歸（酒拌）　陳皮（各一錢）　柴胡　升麻（各五分）

作一劑，姜三片，棗二枚，水二鍾，煎八分，食前服。

補骨脂散　治不慎房勞患便癰，或勞役患此腫痛並治之

補骨脂（研炒，一兩）　牛蒡子（研炒）　牽牛（研炒）　大黃（酒拌炒，各五錢）

爲末，每服五錢，痛甚者一兩，空心熱酒調下。

製甘草　治便癰腫痛或焮連莖根　方見後

懸癰

治懸癰，以大甘草，水一鍾浸透

以慢火炙　水乾爲度如未成膿者四五劑已成膿者一二劑酒煎空心服如小便赤更服清心蓮子飲三四劑及托裏滋陰藥若潰而不斂宜服大補氣血藥不謹守者必成[illegible]

加味小柴胡湯　治懸癰焮痛發熱小便赤澁或增寒熱方見前

清心蓮子飲　治懸癰勢退惟小便赤澁

黄芩五錢　黄耆蜜炙　石蓮肉去心　人參　赤茯苓各七錢半

車前子炒　麥門冬去心　甘草炙　地骨皮　製甘草法見前

每服一兩用水二鍾煎八分食前服　如發熱加柴胡薄荷

加味托裏散　治懸癰不消不潰

人參　黄耆鹽水拌炒　當歸酒拌　川芎　麥門冬去心

知母酒拌炒　黄柏酒拌炒　芍藥炒　金銀花　柴胡

製甘草法見前各一錢　作一劑用水二鍾煎八分食前服

加味十全大補湯　治懸癰潰而不斂或發熱飲食少思

人参　黃耆鹽水拌炒　白术炒　茯苓　熟地黃酒拌中滿減五分

當歸酒拌　川芎　芍藥炒各一錢　肉桂　麥門冬去心

五味子搗炒　甘草炒各五分　作一劑用水二鍾煎一鍾食前服

莖腫加青皮　熱加黃芩柴胡　日晡熱加柴胡地骨皮

小便赤加酒製知母黃柏　小便澁加車前子山梔子俱炒

臁瘡

治臁瘡濕毒瘡傷手瘡或遍身熱瘡並治之

黃柏末一兩酒炒　輕粉三錢為末

用豬膽汁調搽乾搽亦可內服人参敗毒散去桔梗加蒼术黃柏

隔紙膏　治臁瘡濕毒瘡

石膏煆研末　白礬枯研末　各等分桐油調成膏作隔紙膏

貼之更服托裏防敗毒散如數劑不應宜服人參黃芪湯方見前

湯火瘡

治湯澆火燒瘡止痛生肌

大黃末一兩微炒　當歸末一兩　用燭油調搽或芝麻油調搽乾亦可

栢葉散　治湯火傷或痛甚

栢葉炒　梔子仁各一兩　鉛粉半兩研

爲細末以羊骨髓五兩熔化和藥以木椎研良久日塗三五次用燭油調亦可

治凍破成瘡或手足皴裂

瀝青末一兩　黃蠟一兩　香油二兩　二味熔化搽患處

破傷風

玉真散　治跌打損傷或風入瘡口項強牙關緊急或腰背反

張並治之

吹風　天南星（炮，各等分）為末，每服三錢，小兒一錢，用童便一盞煎七分，熱服。

又方　治打撲傷損，或蟲獸傷破皮膚，風邪入內，牙關緊急，腰背反張，或遍麻木，甚者不知人事。用蒜搗爛塗傷處，將艾壯於蒜上灸之，多灸為善，仍用膏藥貼，內服玉真散。如毒蛇風犬咬傷，先刺患處去毒血，亦如前法治之。

小兒丹毒

治小兒丹毒，多生頭面四肢，色赤，遊走不定。用細磁器擊碎，取有鋒芒者一塊，以筋一根劈開頭尖夾之，用線縛定，兩指輕撮筋梢，令磁芒正對患處，懸寸許，再用筋一根頻擊筋頭，令毒血遇刺皆出，更以神功散敷之，內服荊防敗毒散或五福化毒丹。入腹者不治。

五福化毒丹　治小兒蘊積毒熱驚惕煩躁顋赤咽乾口舌生瘡夜卧不寧譫語咬牙或頭面遍身多生瘡癤

玄參　桔梗各一錢　茯苓二兩半　人參　青黛　牙硝各一兩　甘草七錢五分　麝香一字　金銀箔各十片

爲末煉蜜丸芡實大一歲者每服一丸薄荷湯化下及治瘡疹後餘　涎血臭氣以生地黄汁化下更用雞翎掃藥口內

治小兒白屑滿口因名曰鵝口瘡不能吮乳用髮纏指上蘸井水拭舌如屑不脫濃煮栗木汁以綿纏筋頭拭洗却用飛過黄丹搽上

神仙解毒萬病丹一名太乙丹一名紫金丹一名神仙太乙丹一名玉樞丹　治一切毒及菰子鼠莽菌蕈金石或喫疫死牛馬河豚等毒或時行瘟疫山嵐瘴瘧急喉閉纏喉風脾病黄腫赤眼及衝冒寒暑熱毒上攻

或自縊或溺水或打撲傷損癰疽發背瘡腫湯火或蛇蟲犬鼠所傷或中邪狂走鬼胎鬼氣並宜服之居家出入不可無此藥真濟世衛身之寶毒藥如嶺南兩廣最多若從宦於此纔覺意思不快服之即安彼淵有草曰胡蔓草又名斷腸草陰置水中飲之即死又有取毒蛇殺之以草覆上以水洒之數日菌生其上取爲末酒調以毒人始亦無患再飲酒即發立死其或淫婦多與北人配合北人回蜜以藥置食中乃戒之曰子某年來若從其言婦乃以藥解之過期則必死矣名曰定年藥凡北人至彼方亦宜知之若覺中毒四大不調即便服此况彼下藥時必於雞豚等肉投之後再食前物必發其毒急服此一錠或吐或利隨手便瘥昔有一女子久患勞瘵爲屍蟲所噬磨一錠服之一時吐下小蟲千餘條後只服蘇

合香丸半月遂如常如牛馬六畜中毒亦以此藥救之無不效者

文蛤三兩淡紅黃色者搗碎洗淨又名五倍子　續隨子去殼研細以紙包壓去油再研一兩

山茨菇二兩　麝香三錢研　紅芽大戟洗淨一兩五錢

右各另爲細末和勻以糯米粥和勻於木臼中杵千餘下每料分作四十錠於端午重陽七夕合如欲急用辰日亦得勿令婦人孝服不具足人及雞犬之類見之合宜珍重否則無効○如癰疽發背未破用冷水磨塗痛處并服良久覺痒立消○陰陽二毒傷寒心悶語狂胸膈壅滯邪毒未發及瘟疫山嵐瘴氣纏喉風冷水入薄荷一葉同研下○急中顛邪喝叫亂走鬼胎鬼氣並用煖無灰酒下○自縊或落水死心頭煖者及驚死鬼迷死未隔宿者並冷水磨灌下○蛇犬蜈蚣傷並用冷水磨塗傷處如腹脹或迷悶者更宜服之諸般瘡

痰不問新久臨發時煎楊柳枝湯下○小兒急慢驚風五癎入瘌瘡水薄荷一葉同磨下○牙關緊急磨一錠外塗內服量大小用之牙痛酒磨塗及含少許吞下○湯火傷東流水磨塗傷處○打撲傷損炒松節酒下○年深日久頭痛太陽疼用酒入薄荷磨紙花貼太陽穴上并服之○諸般癎疾口眼歪邪眼目掣貶夜多睡涎言語蹇澁卒中風口禁牙關緊急筋脉攣縮骨節風腫手脚疼痛行歩艱難一應風氣疼痛並用酒磨下有孕婦人不可服○余治一婦人腹內結塊久而不消○一婦人月經過期不至腹內作痛服破血行氣之劑不效服之並痊○一婦人苦頭風作暈數年亦服之吐痰碗許遂不再發○一男子喉閉水漿難下○一男子纏喉風痰涎壅盛○一婦人中風牙關緊急痰涎溢出隨服並愈○

一男子便毒堅硬○一男子患痔未成膿苦痛大便俱難各進一錠後去二次痛卽止不日而消○一男子患發背瘡頭如粟重如負石內服外塗後去三四次每去肛門如炙卽日而瘳○三男子剥自死牛卽日遍身患紫泡不計其數已而俱潰各灌一錠吐瀉而甦一藥不下者而死○一小兒昏憒六日不省一小兒驚風發搐諸藥不效乞口灌之並蘇○一男子中風牙關緊急口出涎水亦灌之尋愈○一女子爲邪所交腹作痞服之隨下惡物其邪仍至又服半錠每夜更炙二三錠使烟氣盈屋遂不再至○一家患傳屍勞兄弟五人已死者三人有方士令服此藥遂各進一錠一下惡物如膿狀一下死蟲如蛾形俱獲生其人遂以此藥廣濟屍證無不驗者余常用治一切雜病及瘡疽等毒未成膿者甚效其已

成膿者亦能殺大勢考其藥品雖不言補今羸瘦之人服之並效誠神劑也然以價計之用銀三錢藥有七十錠可救七十人有力之家當合之以濟人近人製此往往加以硃砂雄黃考之諸方並無此味余故不用恐亂其真也識者當詳之